KITTEL
KEIME
KATASTROPHEN

Gewidmet meiner Familie,
die mir immer wieder die nötige Kraft gibt:
Olivia, Milla, Emilia und Zora,
ich liebe euch!

Dr. med. Heinz-Wilhelm Esser

Wie Sie einen Krankenhausaufenthalt überleben

KITTEL
KEIME
KATASTROPHEN

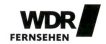

Inhalt

8   Die Ambulanz – Die Ersten werden die Letzten sein
Wo muss ich hin und wo verdammt ist George Clooney?

24   Ankunft auf Station – Der Kampf ums letzte Bett
Wie Sie einen Fensterplatz ergattern und die Visite überstehen.

61   Friss oder stirb!
Liebe geht durch den Magen. Gesundheit auch.

66   MRSA-Killerkeime
Wann Händewaschen Leben rettet.

78   Die Funktionsabteilungen – Schön, wenn's funktioniert
Magen, Dünndarm, Dickdarm: Einmal die große Hafenrundfahrt, bitte!

86 Wie gefährlich sind Narkosen wirklich?
Am besten schlafen Sie mit einem Anästhesisten.

103 Ein Indianer kennt keinen Schmerz
Zähne zusammenbeißen und durch!

118 Hunde, wollt ihr ewig leben?
Spiel mir das Lied vom Tod! Der Abgang mit Bravour.

126 Patientenrechte
Neues aus dem Paragrafendschungel.

135 Ich hab da was gegoogelt, Doc
Der Horror aus dem Netz.

139 Auge um Auge, Zahn um Zahn – Gewalt im Krankenhaus
Welcome to the jungle! Nur die Stärksten überleben.

147 Behandeln Sie noch oder schlafen Sie schon?
Schlafen kann ich, wenn ich tot bin.

158 Das Wort zur Entlassung

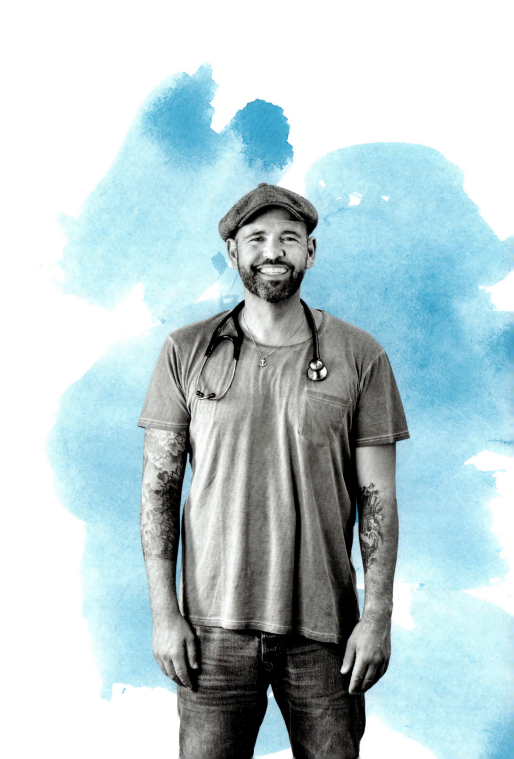

Dr. Heinz-Wilhelm Esser

Dr. Heinz-Wilhelm Esser, bekannt als Doc Esser, ist Facharzt für Innere Medizin, Pneumologie und Notfallmedizin. Er ist leitender Oberarzt der pneumologischen Abteilung in einem Remscheider Krankenhaus. Seit 2015 ist er der „Arzt für den Westen" im WDR-Fernsehen mit der wöchentlichen Sendung „Doc Esser – der Gesundheitscheck". Außerdem kennt man ihn als Experten für aktuelle Gesundheitsthemen in der WDR-Sendung „Servicezeit". Der passionierte Musiker betreibt zudem im Herzen von Köln ein Tonstudio.

Die Ambulanz
Die Ersten werden die Letzten sein

Viele Wege führen nach Rom, aber nur einer auf Station – und dieser sehr steinige Weg beginnt für Sie in der Ambulanz. Berühmt wurde die Ambulanz in den 90ern durch die amerikanische Serie „Emergency Room". Temporeich und mit tollen Bildern wurde die Arbeit in einer fiktiven Notfallambulanz in Chicago geschildert, der junge George Clooney spielte den Notfallmediziner, kompetent und gut aussehend, das Stethoskop lässig um den Hals baumelnd, und bekam jede noch so brenzlige Situation spielend in den Griff. Auch der Rest des Teams schien im Vorfeld eine Modelkarriere absolviert zu haben und trotz minütlich eintreffender Schwerverletzter herrschte eine tolle Stimmung. Gern wurden am OP-Tisch auch gesellschaftspolitische Probleme gelöst, während Clooney eine 9-mm-Kugel aus einem Afroamerikaner herauspopelte.

Was ist die Wahrheit: Ambulanz – lateinisch von „ambulare" = gehen – war früher die Bezeichnung für ein Feldlazarett, sprich eine Einrichtung zur Versorgung von an der Front verwundeten Soldaten, die weitergehende medizinische Versorgung benötigten. Die Ärzte und Krankenschwestern arbeiteten unter chaotischen Umständen, oft mussten Notoperationen an den schwerverletzten Patienten ohne Narkose durchgeführt werden. Saubere oder gar sterile Räumlichkeiten gab es schlichtweg nicht. Die Überlebensquoten waren entsprechend. Wer nicht an seiner Verwundung starb, starb ein paar Tage später an einer Infektion.

Heutzutage sehen Ambulanzen und auch die Überlebensquoten deutlich besser aus. Allerdings könnte man meinen, man wäre im Krieg, lässt man das Szenario an so einem Ort auf sich wirken. Die meisten Krankenhäuser verfügen an einem zentralen Ort im Gebäude mit guten Anfahrtsmöglichkeiten über mehrere Räume, in denen Patienten erstversorgt und dann stationär aufgenommen werden. Generell gibt es für den gemeinen Patienten drei verschiedene Ankunftsmöglichkeiten in der Ambulanz.

Fall 1: Sie gehören zu den Glücklichen, die „nur" an einer mehr oder weniger harmlosen Erkrankung leiden, die keine akute Abklärung verlangt, sondern Ihnen die Möglichkeit gibt, den Kurzurlaub in Ihrem Hospital genauestens zu planen. Dazu gehören orthopädische oder chirurgische Erkrankungen mit sogenannten Elektiveingriffen. Das kann die Arthroskopie eines schmerzenden Knies sein oder auch eine größere Operation wie der Hüftgelenksersatz, Schulter- oder Rückenoperationen oder an Leistenhernien, Gallenblase oder Hammerzehen. Eine bunte Vielfalt an Dingen, die zwar gemacht werden müssen, bei denen man aber als Leidtragender davon ausgehen kann, dass man nicht in den nächsten Minuten dahingerafft wird. Damit hat man den Vorteil, dass man gelassenen Schrittes in die Ambulanz schreiten kann, da vieles bereits im Vorfeld durch den einweisenden Arzt organisiert und angebahnt wurde. Glückwunsch! In wenigen Stunden können Sie die Ambulanz verlassen.

Falls Sie doch warten müssen, ist der Grund, dass die meisten Krankenhäuser eben nicht nur geplante Eingriffe durchführen, sondern auch Akutkrankenhäuser sind, die zusätzlich Notfallpatienten versorgen müssen. Das heißt, zum Röntgen kommen auch noch die Menschen, die sich etwas gebrochen haben, und der Anästhesist rennt statt zu Ihnen zwischendurch in den Kreißsaal, um eine PDA zu legen, und führt Aufklärungsgespräche mit den Patienten, die notfallmäßig operiert werden müssen, wie bei einer Blinddarmentzündung oder Ähnlichem.

Erschwert wird das Ganze durch die grundsätzliche Personalsituation mit tendenziell zu wenigen Ärzten und Pflegern für zu viele Patienten, dazu Urlaube, Krankmeldungen, Schwangerschaften etc.

Deshalb kann ich nur jedem, der geplant ins Krankenhaus zu einem Termin kommt, raten, lieber vorher am Parkautomaten ein Tagesticket zu ziehen und sich einen Vorrat an Essen, Getränken und Zeitschriften mitzubringen.

Fall 2: Eigentlich wollten Sie nur zu Ihrem Hausarzt für einen kleinen Check-up. Sie sind nicht mehr so leistungsfähig wie früher und kommen beim kleinsten Anstieg sofort aus der Puste. Ihr Doc lächelt beruhigend und bekräftigt Sie, dass das wahrscheinlich nur der Stress ist. Immerhin sind Sie im besten Alter, leben halbwegs gesund und das Ungesunde haben Sie Ihrem Arzt gegenüber für sich behalten. Es folgt eine umfassende körperliche Untersuchung, er hört auf Ihr Herz und Ihre Lungen, schaut in Mund und Hals und tastet nach Auffälligkeiten wie vergrößerte Lymphknoten. Er nimmt Ihnen Blut ab, schreibt ein Ruhe-EKG und danach ein Belastungs-EKG (das ist das, wo Sie mit diversen Saugnäpfen am Körper Fahrrad fahren müssen). Und dabei scherzt er mit Ihnen und Sie planen in Gedanken bereits das Mittagessen, das Treffen mit Freunden oder das Abholen der Schwiegermama vom Bahnhof. Doch plötzlich runzelt er die Stirn auf eine Art und Weise, die Ihnen nicht gefällt, und er fragt, wie es Ihnen geht, ob Sie gerade Schmerzen haben, vielleicht Druck auf der Brust verspüren (Klassikerfrage: „Haben Sie das Gefühl, dass jemand Sie von hinten umfasst und Ihnen den Brustkorb zusammendrückt?") und ob Sie noch gut Luft bekommen. Obwohl Sie alle Fragen verneinen, beginnen Sie, sich nicht mehr so gut zu fühlen, und plötzlich stellen sich alle Symptome ein, die der Doc kurz vorher abgefragt hat. Was ist passiert? Sie haben eine Auffälligkeit im Elektrokardiogramm beim Ergometertest gezeigt. Die muss nicht immer auf einen Herzinfarkt hinweisen, kann aber selten in der Hausarztpraxis sicher abgeklärt werden, mit der Folge, dass Sie Ihren bisherigen geplanten Tagesablauf in die Tonne treten können und eine spontane Fahrt im Rettungswagen bestreiten. Und die endet natürlich in der Notfallambulanz des Krankenhauses in der Nähe. Gerade die ältere Generation, also die ultrazähen oder die kurz nach dem Krieg Geborenen, landet oft unverhofft im Krankenhaus, weil der Arzt die kleinen Zipperlein doch deutlich ernster nimmt als erwartet.

Bei dieser Generation, die gern mal mit 39 Grad Fieber auf der Baustelle oder hinter der Fleischtheke arbeitet, kann der eigentlich leichte Brustschmerz auf eine Angina Pectoris oder einen Herzinfarkt hinweisen, das bisschen Kopfschmerz mit Schwindel seine Erklärung in dramatisch verändertem Blutdruck finden, die Eigentlich-wollte-ich-Sie-damit-gar-nicht-belästigen-Missempfindungen an diversen Körperstellen können ein schwerer Schlaganfall sein. Das bisschen Fieber ist vermutlich wenigstens eine Blutvergiftung und die laut Terminvereinbarung angekündigte Schnittwunde am Arbeitsplatz erklärt sich vor Ort mit einer nahezu abgetrennten Fingerkuppe. Für diese Gruppe endet der Besuch der Ambulanz durchaus nicht selten völlig überraschend mit einem längeren stationären Aufenthalt. Patienten jüngeren Datums, die sich wegen des Verdachts auf ein erhöhtes Allergieschockrisiko nach einem Mückenstich mit Hautreaktion vorsichtshalber selbst einliefern wollen, können dagegen wieder nach Hause geschickt werden.

Fall 3: Die dritte Möglichkeit, Gast in der Ambulanz zu werden, ist die ungesündeste. Leider gehören Sie nämlich dann zu den Patienten, die es aufgrund ihrer Beschwerden weder zum Hausarzt noch ins Krankenhaus schaffen und deshalb auf die Erstversorgung durch einen Notarzt angewiesen sind, der nur in sehr seltenen Fällen auf eine Einweisung verzichtet. Dazu gehören natürlich ganz klassisch Unfälle jeglicher Art und Weise. Man kann grob unterscheiden in Unfälle, weil Menschen sich fortbewegen wollen, das aber nicht immer beherrschen. Hierzu zählen gern Fahrräder und Skateboards – früher genauso, nur mit preiswerten Rollschuhen –, aber auch Autos und Straßenbahnen eignen sich für schmerzhafte Stunts in allen Facetten. Besonders beliebt sind zudem Missgeschicke im Haushalt, angeführt von Schnittverletzungen und Stolperstürzen, bei denen leider auch immer wieder die Varianten, aus dem Fenster oder eine gerade geputzte Treppe herunterzufallen, gewählt werden. Der Garten bietet ebenfalls reichlich Möglichkeiten, abends unerwartet auswärts zu essen – und sei es nur das, was aus dem Tropf kommt. Im Garten gibt es Kettensägen, Rasenmäher, Heckenscheren, Grills, Pools oder so banale Dinge wie die herumliegende Unkrautkralle, die auch in einem Fuß ihrem Namen alle Ehre macht.

Und dann gibt es noch Unfälle in der Partnerschaft, die vor allem in den Varianten Sexunfall, Sexunfall und Sexunfall vorkommen.

Neben Unfällen gibt es aber unerwartet auftretende Symptome, die zu einem Date mit einem Notfallmediziner mit anschließender rasanter Fahrt ins Krankenhaus führen können: Herzschmerzen, Atemnot, unklare starke Bauchkrämpfe, Lähmungen, hohes Fieber mit Sepsis (im Volksmund „Blutvergiftung") – die Liste lässt sich unendlich weiterführen. Letztendlich müssen Sie als Patient nur die richtigen Wörter sagen oder Symptome liefern und schon fahren Sie mit Tatütata durch Ihre Stadt. Für alle diese Fälle gilt, dass Sie vermutlich ein sehr ernstes Problem haben, was auch nicht unbedingt allein in der Ambulanz behoben werden kann.

Und nun liegen oder sitzen Sie in der Ambulanz. Es herrscht Hektik, es ist laut, das Personal sieht maximal genervt aus, was oft daran liegt, dass es maximal genervt ist. Einen Arzt haben Sie, obwohl Sie schon 20 Minuten da sind, noch nicht gesehen.

Und das Allerschlimmste: Sie haben es noch nicht mal in einen der Untersuchungsräume geschafft, sondern sitzen im Wartezimmer oder liegen für alle sichtbar auf dem Flur. Unfassbarerweise kommen alle anderen vor Ihnen dran, selbst die, die nachweislich zeitlich deutlich hinter Ihnen das Krankenhaus geentert haben. Es ehrt Sie, wenn Sie jetzt über Ihr eigenes Verhalten nachdenken: War ich unfreundlich? Hätte ich Trinkgeld geben müssen? Hätte ich sagen müssen, dass ich einen der Stationsärzte gut aus meiner Selbsthilfegruppe kenne?

Tatsächlich steckt natürlich ein System dahinter, wer bevorzugt gesehen und behandelt wird. Und das hat wenig mit Ihrem Aussehen oder Auftreten zu tun. Früher waren Notaufnahmen die Schnittstelle zwischen dem Rettungsdienst und dem Krankenhaus. In der Notaufnahme lagen vor allem Patienten, die akut erkrankt waren und sofortige medizinische Versorgung benötigten. Vor allem Verkehrsverunfallte wurden dort behandelt und erstversorgt.

Heutzutage ist die Patientenpopulation in der Ambulanz mehr gemischt. Man findet dort heute den Patienten, der das Krankenhaus als Zugang zum Gesundheitswesen wählt, um sich durchchecken zu lassen. Dann ist da der lebensgefährlich erkrankte Patient, der durch den Rettungsdienst vorstellig wird, und dann viele andere Patienten, die zwar nicht akut gefährdet sind, aber dennoch eine stationäre Behandlung benötigen. Nun ergeben sich für die Helden der Ambulanz folgende Probleme bei der Frage, wer als Nächstes drankommt:

Erstens ist das Patientenaufkommen kaum planbar, insbesondere in den Grippemonaten Januar bis März, dazu an jedem Mittwochnachmittag, wenn die Hausärzte geschlossen haben. Es gibt also Phasen, in denen jedes System versagen muss und lange Wartezeiten einfach unvermeidlich sind.

Zweitens weist nur ein Teil der Patienten medizinisch dringliche Probleme auf.

Drittens müssen die Notfallpatienten mit lebensbedrohlichen Erkrankungen in kürzester Zeit identifiziert werden, was einfacher klingt, als es ist. Nicht jeder kommt mit dem Kopf unter dem Arm in die Ambulanz und nicht jedem sieht man auf den ersten Blick an, dass er schwer erkrankt ist. Oft sind es gerade die stillen, leisen Patienten, die unauffällig im Wartezimmer sitzen oder in einem Behandlungsraum liegen, die sofortige medizinische Hilfe benötigen.

In beide Richtungen gibt es immer wieder Extreme. Tatsächlich „durfte" ich mal einen 24-Jährigen behandeln, der wegen eines Panaritiums des Daumens, volkstümlich auch „Umlauf" genannt (dabei handelt es sich um eine meist harmlose eitrige Entzündung eines Fingers oder Zehs), den Rettungsdienst gerufen hatte, der ihn dann zu mir in die Ambulanz brachte. Ergänzend muss man wissen, dass der junge Mann auch noch gegenüber vom Krankenhaus wohnte. Tatsächlich hatte er sich wohl überlegt, dass man bei der Einlieferung mit dem Krankenwagen Wartezeiten vermeidet, was in anderen Fällen auch so ist. Nach kurzer Sichtung des Fingers war klar, dass man gar nichts machen musste. Leider verbietet es mir mein ärztlicher Eid, solchen Patienten einfach den betroffenen Finger zu amputieren. Ich wies ihn mit klaren Worten auf sein sozialschädigendes Verhalten hin, was dazu führte, dass er unter Protest und mit leichtem Schaum vor dem Mund, aber auf eigenen Füßen die Ambulanz verließ. Übrigens kostet den Steuerzahler so ein Einsatz mit Rettungswagen etwa 500 Euro. Wird ein Notarzt hinzubestellt, ist man schnell bei einem vierstelligen Betrag.

Das krasse Gegenbeispiel war ein altes Ehepaar, das sich mit den öffentlichen Verkehrsmitteln zum Krankenhaus durchgekämpft hatte. Zusammen gingen sie deutlich auf die 200 Jahre zu, er sah noch ein wenig vitaler und fideler aus als sie. Leise und still saßen die beiden im Warteraum und wurden nach geraumer Zeit in die Ambulanz gerufen, wo sie ihre Beschwerden schildern sollten. Ich sah dieses liebenswerte Pärchen beim Eintreten und mir war sofort klar, dass die Dame meine nächste Patientin werden würde, da sie schwer gestützt auf ihren Mann nur Schrittchen für Schrittchen gehen konnte. Bei mir im Untersuchungsraum angelangt, führte der Mann seine Frau zu einem Stuhl und gerade als ich mich einschalten wollte, dass sie auf einer Trage besser zu untersuchen sei, drehte er sich schwer atmend zu mir um und griff sich ans Herz. Nicht sie war meine Patientin, sondern er mein Patient. Seit mehreren Stunden litt er an Luftnot und Schmerzen auf der Brust mit Ausstrahlung in den linken Arm. Die klassischen Symptome eines Herzinfarktes! Aufgrund der Demenzerkrankung seiner Frau wollte er sie aber nicht allein lassen, sondern fuhr mit ihr durch die halbe Stadt ins Krankenhaus. Auf meine Frage, warum er keinen Rettungswagen gerufen habe, antwortete er nur, dass er mit seinen Wehwehchen keinem anderen zur Last fallen wolle. Verkehrte Welt. Der eine ist lebensgefährlich zurückhaltend, der andere so dreist, dass einem die Worte fehlen.

Einmal hatte ich das Gefühl, dass ich meine Beherrschung verlieren könnte: Es war morgens gegen 2 Uhr. Ich hatte mich gerade nach 18 Stunden pausenfreiem Dienst mit schmerzenden Beinen kurz in mein Bereitschaftszimmer zurückgezogen, weil die Ambulanz tatsächlich mal leer war. Mein Telefon klingelte. Kundschaft. Die Stimme der Schwester klang bereits deutlich genervt, immerhin konnte es deshalb nichts Ernstes sein. Ich eilte also völlig übermüdet in die Ambulanz, wo ein etwa 35-jähriger, gut gelaunter und total betrunkener Mann mich anstrahlte. Auf meine Frage, wo ihm denn der Schuh drücke, lächelte er freundlich und entgegnete mir mit einem langen, durch Zischlaute verbundenen Wort, wie es Betrunkene eben nicht besser hinbekommen: „Ischbinkerngesund." Meine Laune verdunkelte sich schlagartig, schließlich war er betrunken und gut drauf und ich zu diesem Zeitpunkt eben nicht. Ich fragte deswegen – bereits in etwas schärferem Ton –, was ich für ihn tun könne. Daraufhin kam er mir näher, legte seinen Arm um mich und nuschelte mir wiederum ein sehr langes Wort ins Ohr: „IchsahhiernochLichtundwollteeinpaar … äh … äh … Vorsorgeuntersuchungenmachenlassen." Nicht einfach, in solchen Momenten die Etikette zu wahren. Eine humorvolle Kollegin kommentiert solche Situationen immer mit: „Es muss wie ein Unfall aussehen …"

Wie aber wird nun entschieden, wer wann drankommt? Um die richtige Hilfe zum richtigen Zeitpunkt am richtigen Patienten zu gewährleisten, wird in vielen Notaufnahmen das Triage-System angewandt. Damit ist eine Methode gemeint, mit der in kürzester Zeit der Schweregrad der Erkrankung oder der Verletzung des Patienten identifiziert werden kann. Im nächsten Schritt erfolgt eine entsprechende Kategorisierung und Priorisierung.

Weltweit gibt es vier gängige Triage-Systeme. Die meisten deutschen Kliniken verwenden verschieden abgewandelte Versionen. Falls Sie also demnächst mit entzündetem Nagel schnell im Krankenhaus drankommen wollen, sollten Sie wissen, dass Sie nach einem der folgenden Triage-Systeme eingestuft werden – es sei denn, Sie beherrschen die geforderten Symptome für eine höhere Stufe.

Folgende Systeme sind im Einsatz:

Australasian Triage Scale (ATS): Seit 1994 wird dieses System benutzt und die Behandlungsdringlichkeit richtet sich nach der sogenannten Klinik, das heißt, wie der Patient auf den Triage-Verantwortlichen wirkt und wie seine Vitalparameter sind. Es gibt eine 5-Stufen-Priorisierung und jede Stufe ist mit einem zeitlichen Ziel hinterlegt, in der eine ärztliche Visite beginnen sollte.

Canadian Triage and Acuity Scale (CTAS): Entwickelt wurde diese Triage in den 1990er-Jahren in Kanada – man hätte selbst drauf kommen können. Sie basiert auf der ATS. Auch in Kanada wird der zeitliche Rahmen gemessen, in dem ein Patient durch den Arzt gesehen werden muss. Zusätzlich werden klinische Beschwerden und Symptome systematisch abgefragt, um die jeweilige Triage-Stufe festzulegen. Dazu gehören Symptome wie Atemnot und Bauchschmerz sowie die Erhebung der Vitalparameter. Verändert sich die Beschwerdesymptomatik, muss eine erneute Triage stattfinden.

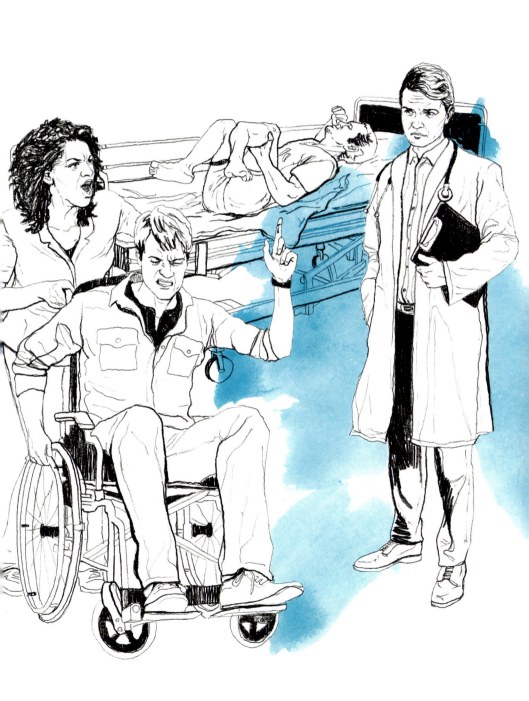

Emergency Severity Index (ESI): Beim ESI werden Patienten durch eine triagierende Fachperson begutachtet und eingestuft. Patienten der ESI-Stufen 1 und 2 sind lebensbedrohlich erkrankt. Dazu gehören beispielsweise Patienten, die hämodynamisch oder respiratorisch instabil sind. Hämodynamisch beschreibt die Pumpkraft des Herzens und damit den Kreislauf. Respiratorisch instabile Patienten schaffen es nicht mehr, den vom Körper benötigten Sauerstoff ein- und das „Abfallprodukt" CO_2 wieder abzuatmen. In die ESI 2 fallen Patienten mit (potenziell) lebensbedrohlichen Symptomen, zum Beispiel Thoraxschmerz bei akutem Koronarsyndrom und Störungen des Bewusstseins. ESI 3 bis 5 ergeben sich nach Anzahl der voraussichtlich benötigten Ressourcen und aufgrund der Vitalparameter. Als Ressourcen gelten Leistungen, die über eine körperliche Untersuchung hinausgehen, wie Röntgenuntersuchungen oder das Verabreichen intravenöser Medikamente.

Manchester Triage System (MTS): Aus England kommt nicht nur guter Fußball, sondern auch ein Triage-System, das modifiziert in vielen deutschen Notaufnahmen eingesetzt wird. Das MTS verfolgt einen eigenen Ansatz: Der Patient äußert seine Beschwerden wie beispielsweise Bauchschmerzen oder Kopfschmerzen oder eine Armverletzung, die wiederum 52 Präsentationsdiagrammen zugeordnet werden. Für jedes dieser Diagramme sind Schlüsseldiskriminatoren wie Lebensbedrohung, Schmerz oder Bewusstseinsstatus festgelegt. Danach wird durch das Pflegepersonal der Patient gesichtet und die Beschwerden werden einem definierten Algorithmus zugeordnet, über den die Behandlungsdringlichkeit festgelegt wird. Zusätzlich wird die Behandlungsdringlichkeit einer Farbe zugeordnet, wobei Rot eine akute Lebensgefährdung bedeutet, Grün und Blau für eine harmlose Erkrankung stehen.

Was bedeutet das nun konkret für Ihre Ambulanzverweildauer? Also zum einen: Erwarten Sie bitte nicht, dass Sie von einem Clooney-artigen Superman triagiert werden und er Ihnen eine farbige Karte an die Brust heftet. Je nach Farbe könnte es Ihnen nämlich die Laune verhageln, weil Sie vielleicht gewahr werden, dass andere sich richtig Sorgen um Sie machen. Auf der anderen Seite wollen Sie aber auch nicht mit einer blauen oder grünen Karte daliegen, die jedem anderen Patienten anzeigt, was Sie doch für ein Jammerlappen sind. Tatsächlich erfolgt die Sichtung oder Triagierung durch erfahrenes Ambulanzpersonal, das seine Einschätzung weitergibt. In vielen Häusern werden dem Arzt auf einem Monitor die verschiedenen Untersuchungsräume mit den jeweiligen Triage-Farben angezeigt, sodass der Arzt auf einen Blick sieht, welcher Patient ihn in welchem Raum als Nächster dringend benötigt. Bei absoluten Notfallsituationen wie einer Reanimation (eine Wiederbelebung durch Herzdruckmassage) wird natürlich ohne Verzögerung ein Arzt hinzugezogen.

Also: Wenn Sie nicht gerade mehrfach angeschossen worden sind, frontal von einem Lkw beim Überqueren einer Straße erfasst wurden oder beim Fensterputzen in die Tiefe gestürzt sind, wenn Sie nicht mit schwerster Atemnot, Herzrasen und blauem Gesicht durch den Notarzt eingeliefert werden, Sie nicht plötzlich an einer Halbseitenlähmung leiden oder es Ihnen Brust oder Bauch zerreißt, wenn Sie all das nicht haben, werden Sie je nach Patientenaufkommen etwas Geduld haben müssen, bis Sie endlich den ersten Arztkontakt haben. Und ich gratuliere Ihnen zu dieser Situation, da es nichts anderes bedeutet, als dass Sie deutlich gesünder eingeschätzt wurden als Ihre Mitpatienten, die vor Ihnen drankommen.

Schätzen Sie sich also glücklich und üben Sie sich in Gelassenheit. Sie werden diesen Tag ziemlich sicher überleben.

An dieser Stelle möchte ich Ihnen noch ein paar abschließende Worte zum besseren Verständnis des Ambulanzpersonals mitgeben. Viele Patienten empfinden das Pflegepersonal nämlich als sehr ruppig und die meisten Ärzte als maximal inkompetent. Woran das liegt, dass auch Sie das so empfinden könnten?

Wahrscheinlich haben Sie während der unerträglich langen Wartezeit schon mehrfach versucht, Ihre Leidensgeschichte in der Ambulanz an den Mann zu bringen. Aber keiner hört wirklich zu und als endlich jemand die Zeit findet, sich mit Ihnen zu befassen, stehen Sie vielleicht einem höchstens 25-jährigen Mann gegenüber und sollen nun diesem Frischling von Ihren Verletzungen oder Beschwerden erzählen, von denen Sie denken, dass ein so junger Arzt so was bisher nur in Horrorfilmen gesehen hat.

Und was soll ich Ihnen sagen: Sie haben recht. Tatsächlich sind in der Ambulanz oft die Newcomer, die Greenhorns, die gerade den Abschluss gemacht haben. Nun sollen sie triagieren, Leben retten, die richtigen Diagnosen stellen – und das alles souverän und lässig, als ob sie nie etwas anderes getan hätten. Sie sollen geschult sein, wie man mit dem renitenten Privatpatienten umgeht, der bereits seit einer Stunde allen Mitarbeitern einschließlich des anwesenden Reinigungsteams mit Klage droht, während im Nachbarraum um das Leben einer Prostituierten gekämpft wird, die mal wieder mit einer massiven Heroinüberdosis ohne ausreichende Eigenatmung im Schockraum liegt und mehrere andere junge Ärzte damit beschäftigt, in nicht mehr vorhandenen Venen eine Braunüle zu platzieren, um ein Antidot (Gegengift) zu applizieren. Glauben Sie ernsthaft, dass man das an der Universität lernt?

Nach wie vor gilt das Studium der Medizin als Studium der Elite. Nur die allerbesten Abiturienten schaffen überhaupt den Numerus clausus, viele warten Jahre auf ihren Studienplatz. Die Glücklichen, die sofort einen Platz der Humanmedizin ergattert haben, verbringen die folgenden sechs Jahre vor allem hinter Büchern. Mittlerweile ist

die Zeit am Gymnasium bis zur Hochschulreife auf sieben Jahre verkürzt worden. Das bedeutet, dass 17- oder 18-Jährige an die Universität gehen und diese mit 24 Jahren als fertiger Arzt verlassen können. Und dann stehen diese groß gewachsenen, lebensunerfahrenen
Youngster in der Notfallambulanz und sollen Entscheidungen über
Leben oder Tod treffen.

An sich wird in der Ambulanz Facharztstandard gefordert. So sollte
eigentlich ein gestandener Kollege die Ambulanz leiten und die Erst-
entscheidungen für kritische oder kritikfreudige Patienten treffen. Per-
fektioniert würde das Ganze durch einen Oberarzt mit einer Zusatz-
ausbildung in der Notfallmedizin, der für die komplexeren Fälle
zuständig wäre. Unglücklicherweise ist der Stellenschlüssel in Krankenhäusern oft so schmal, dass es kaum möglich ist, die sogenannten
Vordergrunddienste durch einen Facharzt der jeweiligen Fachrichtung
zu besetzen. Und wenn, dann hat er reichlich andere Aufgaben. Dementsprechend ist er überall im Haus zu finden, aber leider nur sehr
selten in der Ambulanz, wo er vielleicht gerade gebraucht wird. In
Maximalversorgerhäusern, dazu gehören beispielsweise die Universi-
tätskliniken oder Landeskrankenhäuser, gibt es immerhin mindestens
einen leitenden Notfallmediziner, aber die kleineren Häuser müssen
tricksen, um diesen Qualitätsindikator zu decken.

Vordergrunddienst ist der Dienst an der Front. Der junge Kollege
oder die junge Kollegin absolviert je nach Dienstmodell zwölf bis 24
Stunden in der Ambulanz und hat den folgenden Tag zur freien Verfügung. Ich sag's mal so: Wer seinen siebten oder achten Dienst à
24 Stunden im Monat in der Ambulanz absolviert hat, greift plötzlich am Mittag zum „Entspannungsbier", um überhaupt noch in der
Spur zu laufen. Da ist nichts mehr mit eigener Verfügung oder Ähnlichem. Man versucht, irgendwie ohne größeren Unfall nach Hause
zu kommen, um dort mit wagenradgroßen Pupillen überdreht und
hellwach im Bett zu liegen. Ich bin zu Bestzeiten, das waren neun bis
zehn Dienste im Monat, immer noch ewig weit direkt danach joggen

gegangen, um das Erlebte zu verarbeiten. Nach dem Joggen war ich so drüber, dass auch Schlafen nicht mehr angesagt war. Entweder habe ich Songs geschrieben oder eine Staffel „Two and a Half Men" geschaut, um mehrfach mit Charlie Sheen anzustoßen. Meine Frau fand mich deswegen gern mal zu unchristlichen Uhrzeiten in sehr desolaten körperlichen Zuständen vor.

Aus Selbstschutzgründen werden die jüngeren Kollegen so schnell wie möglich diensttauglich gemacht. Mit jedem neuen Kollegen steigt die Chance, wenigstens jedes dritte Jahr an den wichtigsten Familienfeiern teilnehmen zu können und die Familie jedes dritte Wochenende zu sehen. Sie denken, ich übertreibe? Ich kann sagen, dass ich den tollsten Job der Welt habe – mit den leider auch beschissensten Arbeitszeiten. Mein Bruder, Ingenieur, hat jeden Freitag ab 16.30 Uhr Wochenende und findet, es könnte länger sein. Meine Frau, Narkoseärztin, und ich „feiern" jedes fünfte Wochenende, weil wir da mal zusammen Zeit verbringen können.

Aus ähnlichen Gründen gilt das Pflegepersonal tatsächlich als etwas ruppig, kurz angebunden und verstörend. Nichts ist mit der mütterlichen Schwester, die einen kühlenden Waschlappen auf die Beule am Kopf legt, nichts ist mit dem beruhigenden Pfleger, der einem Mut zuspricht. Im Gegenteil: Sie fühlen sich wie ein Störfaktor, ein nerviger Patient mit Bedürfnissen und Ansprüchen – und dann haben Sie ja auch noch Fragen. Fragen? Da müssen Sie was falsch verstanden haben. Beim Überschreiten der Ambulanztür werden Sie automatisch entmündigt. Fragen sind nicht erwünscht und auch komplett überflüssig. Wir wissen schon, was gut für Sie ist. Und ansonsten – merken Sie sich das bitte – gilt die Regel: „Wer randaliert, wird relaxiert, wer diskutiert, wird intubiert."

Alles Quatsch! Ich habe in vielen Ambulanzen gearbeitet und kann guten Gewissens sagen: Da arbeiten Enthusiasten, Helfer, gute Menschen, die Ihnen nach bestem Wissen und Können helfen wollen. Aber oft ernten genau diese Leute in der Frontlinie (übrigens noch nach dem Rettungspersonal, das noch viel schlimmere Geschichten erzählen kann) Häme, Spott, Beschimpfungen, Beleidigungen und leider auch zunehmend körperliche Gewalt. Da gibt es Angehörige, die auf das Personal einschlagen, weil der 98-jährige Papa, reanimationspflichtig in die Ambulanz gekommen, nicht gerettet werden konnte, den zugekoksten Normalbürger, der es einmal im Puff krachen lassen wollte, seine ersten Drogen im Leben nicht vertragen hat und jetzt das komplette Untersuchungszimmer zerlegt, die hysterische Lebensmüde, die sich die Pulsadern aufgeschnitten hat und mit einer spritzenden arteriellen Blutung durch die Ambulanz rennt. Und dann noch die vielen einfach normal Erkrankten, die geduldig auf den Arzt warten, der zum wiederholten Mal mit schlechtem Gewissen an ihnen vorbeiläuft und dabei weiß, dass er frühestens in zwei Stunden für sie da sein wird, wenn nichts anderes mehr dazwischenkommt. Und vergessen Sie bitte Ihren Privatstatus. Damit werden Sie weder besser noch schneller versorgt. Und nein: Mit diesem Status werden wir auch nicht automatisch zu Befehlsempfängern, die Ihnen Weintrauben in den Mund schieben und das Kissen aufschütteln. Damit haben Sie während Ihres stationären Aufenthalts Anrecht auf die Betreuung durch den Chefarzt, was nicht immer das Beste sein muss, und Sie haben die Option auf ein 1- oder 2-Bett-Zimmer. Ich betone: Option! Zu Spitzenzeiten gibt es halt keine Einzelzimmer. Wer dann als Patient die stationäre Aufnahme ablehnt, ist wohl nicht krank genug. Sie checken schließlich nicht in einem Wellnesshotel ein, um für ein paar Tage die Seele baumeln zu lassen, sondern wollen professionelle medizinische Hilfe. Ich muss nicht erwähnen, dass die meisten Privatpatienten sehr, sehr umgänglich und verständnisvoll sind, auch wenn es mal nicht so läuft.

Ich bin übrigens auch einer und hoffe, dass ich bisher noch keinem medizinischen Personal auf den Schlips getreten bin. Wenn es so sein sollte, bitte ich hiermit aufrichtig um Entschuldigung!

Ankunft auf Station
Der Kampf ums letzte Bett

Ein Krankenhaus ist ein Ort, an dem der Weg nicht das Ziel ist. Das Ziel ist eher, anzukommen – oder noch besser: wieder rauszukommen. Auch wenn Sie aus eigener Kraft unterwegs zu Ihrer Station sind: Ihre Kraft sollten Sie sich einteilen. Rechnen Sie damit, länger auf der Suche nach der Station unterwegs zu sein, die auch tatsächlich ein Zimmer für Sie hat. Sie sind vermutlich nicht der Einzige, der hier scheinbar komplett ohne Orientierungssinn wirkt. Krankenhäuser zeichnen sich dadurch aus, dass sie – wie der Kölner Dom – ständig im Umbau, Ausbau, Neubau sind. Das hat zum einen damit zu tun, dass sich die gesetzlichen Qualitätsvorgaben für spezielle Abteilungen wie OP-Bereiche, Intensivstation, Ambulanz oder Funktionsdiagnostiken immer wieder ändern und die Abteilungen entsprechend angepasst werden, was beispielsweise dazu führt, dass die Intensivstation aus dem bisherigen dritten Stock, in den Sie sich gerade begeben, in den Neubau zieht und die bisherigen Räumlichkeiten anderweitig verwendet werden. Gründe gibt es viele: Die Schwerpunkte eines Krankenhauses ändern sich je nach Träger, Örtlichkeit, Bedarf und natürlich auch je nach Chefarztbesetzung.

So habe ich meine Karriere in einem Kölner Haus begonnen, das über Jahrzehnte für seine gute Behandlung rheumatischer Erkrankungen bekannt war. Aber auch Chefärzte altern, was den einen oder anderen überraschen mag, und nachdem der alte Rheumatologe endlich in den Ruhestand ging und seine alternden Oberärzte mittlerweile auch eher Patienten waren, entschied die Geschäftsleitung zusammen mit dem Träger, dass die Zukunft in einem Chefarzt der Pneumologie, also der Lungenheilkunde, zu sehen sei, und begab sich auf die Suche. Für mich ein absoluter Glücksfall, da mir für die Behandlung von Erkrankungen des rheumatischen Formenkreises der Feinsinn fehlt, ich aber die Lunge als Organ einfach gigantisch

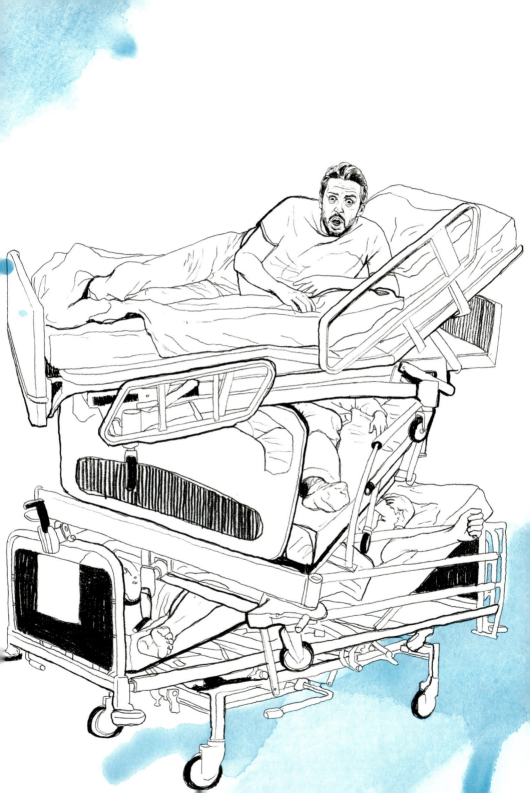

gut finde. Bei einer solchen Umbesetzung bleibt natürlich kein Stein auf dem anderen beziehungsweise kein Schild, wo es mal war.

Für den Patienten gibt es in einem solchen Fall kaum Möglichkeiten, logisch zu schlussfolgern, wo und in welcher Nähe die jeweilige Station sein müsste. Problematisch ist es für denjenigen, der aufgrund seiner Erkrankung eingeschränkt mobil ist. Sei es nun ein Fuß-, Knie- oder Hüftleiden, leichte Atemnot oder allgemeine Schwäche – der Fußgänger ist am Ende seines Marathons durch die nicht enden wollenden Flure oft deutlich schlechter dran als bei der Erstversorgung in der Ambulanz. Ernste Verschlechterungen werden dem behandelnden Arzt zudem von einer extrem schlecht gelaunten Stationsschwester mit der berechtigten Frage quittiert, warum man „so einen schlechten Patienten" laufen und nicht durch den Bettenfahrdienst bringen lässt.

Sie wissen nicht genau, was ein Bettenfahrdienst ist? Wie der Name schon andeutet: eine Art Taxiunternehmen innerhalb eines Krankenhauses. Es handelt sich um extrem fleißige, unermüdliche Mitarbeiter, die stabile Patienten innerhalb des Krankenhauses von A nach B bringen. Der Vorteil: Sie kommen fast immer da an, wo Sie hinsollen. Der Nachteil: manchmal eben auch nicht. Und dann finden Sie sich in einem Bett an einem gottverdammten Ort irgendwo im Krankenhaus wieder, wo Sie nie hinsollten und auch nie hinwollten.

Besonders unbeliebt sind belebte Plätze, beispielsweise in der Nähe der Krankenhaus-Cafeteria, wo Sie die nächsten Stunden damit beschäftigt sind, Ihr Flügelhemdchen zuzuhalten und möglichst gelassen auszusehen, während alle Mitarbeiter und Besucher an Ihnen vorbeiströmen und Ihnen mitleidige Blicke zuwerfen. Stranden Sie auf diese Weise, stellen Sie sich am besten tot und hoffen, dass kein Reanimationsteam zu Ihnen sprintet und die Wiederbelebung einleitet, was je nach Glaubwürdigkeit Ihrer Schauspielkunst mit künstlichem Koma und Beatmung auf der Intensivstation enden könnte. Besser tun Sie vielleicht so, als ob das Ihre normale Art ist, einen Latte macchiato einzunehmen, und lassen sich mit dem Bett vor die Kasse schieben.

Wie auch immer: Irgendwann werden Sie zu Fuß oder im Bett auf der Station ankommen. Über Leute, die das nicht geschafft haben, gibt es zum Glück keine Statistiken. Jetzt denken Sie, es läuft alles seinen Gang und Sie werden gleich von einer 23-jährigen, blonden Krankenschwester, wie sie in Fernsehserien nun mal aussehen, aufs Zimmer gebracht und dort nach allen Regeln der Kunst versorgt. Wohl eher nicht. Ein realistisches Szenario klingt so: „Ich habe keinen Platz mehr." „Mir hat keiner was gesagt." „Mein letztes Bett ging weg für eine dringende Intensivverlegung." „Wenn ich den auch noch nehme, steht er aber als viertes Bett an der Wand." In einem Hotel würde man jetzt den Geschäftsführer verlangen, was vermutlich genauso viel bringt wie im Krankenhaus. Aber wie kann so was eigentlich geschehen? Kommunikationsprobleme, gnadenlose Fehlplanung, menschliches Versagen?

Richtig!

Der Bettenbedarf für jede Fachrichtung richtet sich nach der Größe des Einzugsgebiets, das das Krankenhaus versorgen soll. Weiterhin spielen Art und Häufigkeit der zu erwartenden Erkrankungen eine Rolle. Internistische Abteilungen bekommen in deutschen Krankenhäusern oft die meisten Betten, da sie die höchste Anzahl an Patienten abdecken müssen. Das Behandlungsspektrum ist hier sehr umfangreich und reicht von Influenza (Grippe), Lungenentzündung, Magen- oder Bauchschmerzen über rheumatische Beschwerden und Krebserkrankungen bis zu kardialen Problemen. Die Erkrankungen betreffen viele Menschen und dementsprechend halten die Krankenhäuser Betten und Personal für die Versorgung vor. Randgruppendisziplinen, die nur einen hochspezialisierten Teilbereich der Medizin abdecken und damit auch viel weniger Patienten bedienen, haben also auch weniger Betten.

Jeden Morgen treffen sich die Verantwortlichen und besprechen die Bettensituation. Entlassungen und Patienten, die geplant zur Aufnahme kommen, werden gezählt. Letztendlich will ja jeder Geschäftsführer, dass die Betten seines Krankenhauses ausgelastet sind. Leere Betten kosten Geld und sind nicht wirtschaftlich. Deswegen besteht nun die Kunst darin, Entlassungen und Einbestellungen so zu gestalten, dass alle Einbestellten ihr Bett bekommen, aber man immer noch die Möglichkeit hat, ungeplante Patienten, also die, die über die Notfallambulanz kommen, ebenfalls aufzunehmen und zu versorgen. Das funktioniert sogar in den meisten Häusern lange Zeit recht gut. Problematisch wird es aber in Zeiten, in denen das Patientenaufkommen sprunghaft ansteigt. Für uns Internisten ist das die Zeit von Dezember bis März. In der Zeit erkranken überdurchschnittlich viele Menschen an viralen oder bakteriellen Atemwegsinfekten. Wenn der Assistenzarzt aus dem Nachtdienst irgendwann im Dezember oder Januar morgens bei der Übergabe selbst leichenblass und bemitleidenswert aussieht und seine Übergabe sich statt der üblichen 20 Minuten wie eine Wagner-Inszenierung darstellt, weiß der erfahrene Internist, dass der Spaß für drei bis vier Monate aufhört, ganz egal, aus welchem Holz man geschnitzt ist. Das heißt aber auch, dass es nun mehr Anwärter als Betten gibt. Die Reise nach Jerusalem beginnt. Eine Zeit lang lässt sich vieles noch kompensieren, indem der jeweilige Oberarzt auf der Station seine Visitenhäufigkeit ausdehnt und so manche Entlassung beschleunigt. Das ändert sich spätestens dann, wenn auch die Mitarbeiter auf Station allen Vorsichtsmaßnahmen zum Trotz selbst krank werden. Das beginnt jährlich mit ein oder zwei Kräften vom Pflegepersonal, die den engsten Kontakt zu den Patienten haben, dann folgt der erste Assistenzarzt und spätestens nach sechs Wochen jagt ein gelber Zettel den nächsten. Und selbst wenn eigentlich genug Betten und Zimmer da wären, treffen nun immer mehr Patienten auf immer weniger Personal. Und so nimmt der Circulus vitiosus seinen Lauf.

Spätestens wenn in einer solchen Zuspitzung noch der 1-Bett-Zimmer-Privatpatient aufschlägt, wie selbstverständlich auf der Einhaltung seiner Privilegien besteht und selbst unter Schilderung der Situation keine Einsicht zeigt, um dann unter Singen schmutziger Lieder das Krankenhaus zu verlassen, fragt man sich, warum man nichts Vernünftiges gelernt hat.

Was ist das für eine völlig überzogene Erwartungshaltung gegenüber den Pflegenden und Ärzten? In erster Linie wollen wir kranke Menschen schnell und gut versorgen. Und in fast allen Fällen kann für jeden Patienten in den folgenden ein bis zwei Tagen eine räumlich zufriedenstellende Lösung gefunden werden. Aber wirklich jeder sollte sich klarmachen: Ein Krankenhaus ist kein Hotel!

Nun ist es Ihnen oder Ihrer Begleitung dennoch gelungen, die leitende Schwester zu überzeugen, Ihnen das letzte Bett zur Verfügung zu stellen, und Sie dürfen die Schwelle Ihres Zimmers überschreiten oder überfahren, je nachdem, wie Sie anreisen. Wenn Sie entgegen allen Erwartungen auf Anhieb ein Einzelzimmer ergattert haben, könnten Sie ab hier das restliche Kapitel überspringen. Sie werden schließlich von keinen neugierigen Blicken bereits Anwesender abgecheckt. Und Sie sind nicht der oder die Neue.

Bleiben wir mal realistisch: Sie haben also „nur" ein 2-Bett-Zimmer. Oder ein 3-Bett-Zimmer. Oder Sie stehen gar als viertes Bett an der Wand in einem völlig überfüllten Zimmer. Auch hier gilt: Üben Sie sich bitte in Gelassenheit!

Das geschieht nie aus Böswilligkeit und schon gar nicht aus mangelndem Arbeitseinsatz, sondern nur saisonal, wenn wir übermäßig vielen Patienten gerecht werden müssen.

Und glauben Sie mir: Unser vorrangiges Ziel ist, auch Ihnen eine adäquate Unterkunft zu beschaffen. Für die Pflege ist ein überfülltes Zimmer eine komplette Katastrophe, da einfach der nötige Platz fehlt, um optimal wirksam am Patienten zu arbeiten.

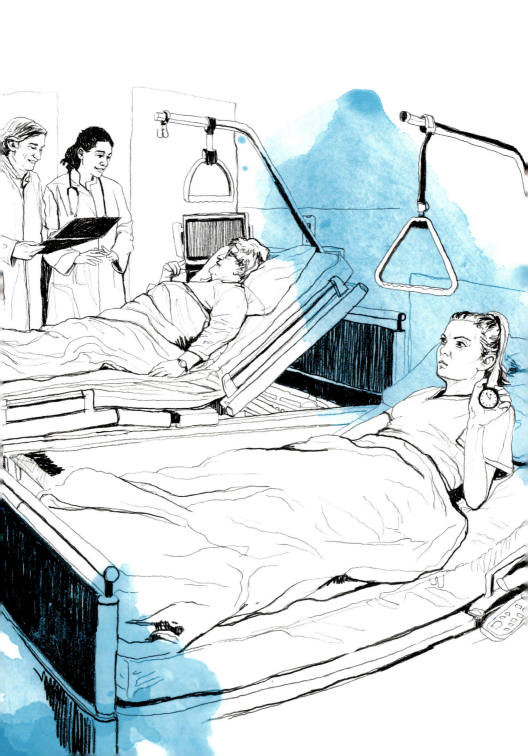

Aus Erfahrung kann ich übrigens sagen, dass Männerzimmer deutlich pflegeleichter sind als die, die sich in weiblicher Hand befinden. Bereits nach kurzer Zeit sind die Herren per Du, man kennt die Erkrankungen und versucht, das Beste aus dem Aufenthalt zu machen. Bei den Visiten werden derbe Späße auf Kosten des anderen gemacht, aber alle lachen mit und sind sich wohlgesonnen. Man erinnert sich gegenseitig an die ausstehenden Untersuchungen und bei der Entlassung habe ich schon die eine oder andere Träne laufen sehen. Man hat halt gemeinsam was durchgemacht, war quasi im Krieg an der vordersten Front und lässt nun seine Gefährten zurück.

Unsere besseren Hälften sind durchaus etwas anders gestrickt. Sie stecken ihr Terrain im Zimmer sehr genau ab – und wehe, es wagt die eine, die gesteckten Grenzen der anderen zu verletzen.

Ein grundsätzliches Problem ist beispielsweise das unterschiedliche Kälteempfinden und die daraus resultierenden Konsequenzen. Sie glauben nicht, wie oft ich zur Schlichtung in ein Patientenzimmer musste, weil die eine Dame glaubte, nur in einem Klima wie in einer Dampfsauna gesunden zu können, während die andere ohne kühlenden Durchzug zu kollabieren drohte. Oft eskalierte das Ganze nach einer Nacht, in der der tiefere Schlaf der anderen gnadenlos ausgenutzt wurde, um die eigenen Temperaturvorlieben durchzusetzen. Ich durfte mir dann am anderen Morgen entweder „gefühlte Fieberschübe" oder einen selbst diagnostizierten Verdacht auf „Lungenentzündung im Endstadium" anhören.

Eine für beide Seiten zufriedenstellende Lösung in einer solchen Situation zu finden, ist nahezu unmöglich. Der Versuch, an den gesunden Menschenverstand zu appellieren, geht fast immer nach hinten los. In Fällen wie diesen habe ich mir angewöhnt, die Damen wieder zu versöhnen. Hier hilft zum Beispiel der beiläufige Hinweis, dass später zwei weitere Frauen in das Zimmer verlegt werden. Mit neu kanalisierten Aggressionen kommen die Damen dann oft besser miteinander klar.

Wer Frauenkrankenzimmer betritt, sollte als Arzt tunlichst seine Visite zeitlich gerecht aufteilen. Frauen haben einen feineren Sinn dafür, wenn die Zimmernachbarin ein wenig mehr der ärztlichen Aufmerksamkeit bekommt. Trotz allem Zeitdruck findet sich seitens der Patientinnen immer eine Möglichkeit, diese beispiellose Ungerechtigkeit in einem Nebensatz unüberhörbar anzuprangern. Und vermeiden Sie als Arzt tunlichst Gespräche über das Alter. Selbst bei über 80-Jährigen gibt es ernst zu nehmende Eitelkeiten. So habe ich es mal auf den ausdrücklichen Wunsch der Patientin hin gewagt, eine 88-Jährige auf 90 Jahre zu schätzen. Es endete damit, dass ein Schnabelbecher in meine Richtung geflogen kam – in Ermangelung ausreichender Wurfkraft nicht gefährlich, aber immerhin ein deutlicher Beweis von erstaunlicher Vitalität! Ein anderes Mal wurde ich Zeuge eines Gesprächs zwischen einer 83-Jährigen und einer 87-Jährigen, die sich völlig echauffiert darüber austauschten, wer sich besser gehalten und wer wohl den aktiveren Mann zu Hause habe. Nur mit einer glasklaren und deutlich lauten Ansage ließ sich die Gemengelage beruhigen.

Kaum ein Ort eignet sich idealer für Streit und Missverständnisse als eine Krankenstation. Hier prallen notwendige komplexe Organisationsstrukturen mit den gelebten Gewohnheiten und Lebenserfahrungen mehrerer, meist erwachsener Personen in einem Zimmer aufeinander. Das beginnt beim ersten Kontakt mit dem Pflegepersonal gegen halb sieben morgens, es folgt das Zimmerreinigungsteam, das immer dann das Bad putzen will, wenn gerade die Morgenwäsche erfolgt, dann der Frühstücksservice, der einem das Frühstück immer genau zu dem Zeitpunkt bringt, wenn man noch im Kampf mit dem Reinigungspersonal um das Badezimmervorrecht ist, und geht nahtlos in die Visite des Arztes über.

Es hat sich von Vorteil erwiesen, wenn das nicht alles gleichzeitig stattfindet, wirklich gelingen tut es aber nicht immer. Während sich männliche Patienten bei solchen Nebensächlichkeiten am Ende deutlich mehr für die Dienstpläne der kleinen Blonden interessieren, die ihnen das Blut abgenommen hat, wendet sich das weibliche Interesse gern dem Optimierungspotenzial in solch einem Krankenhaus zu – wie es also wäre, wenn sie es denn selbst organisieren dürften. Schließlich halten sie seit Jahrzehnten ihren Haushalt ohne Komplikationen am Laufen. Tatsächlich checken Frauen schneller die Strukturen, sie merken von ganz allein, dass die kleine Blonde die Stationsärztin ist, und halten mich auch nicht für den gealterten Zivildienstleistenden, sondern erkennen in mir richtigerweise den Oberarzt.

Newcomer, frisch von der Uni, haben es in so einer Station besonders schwer und müssen sich viel gefallen lassen. Das fängt an bei: „Wenn Sie nicht beim ersten Mal die Vene treffen, möchte ich gern einen erfahrenen Arzt. Mein Hausarzt sagt, ich hätte super Venen, die trifft jeder." Typischerweise ausgesprochen von einer 70-Jährigen, die nach jahrelanger Cortison-Behandlung eine sogenannte Pergamenthaut aufweist, unter der man das venöse Geflecht nur noch minimal erahnen kann. Überhaupt legen die Patienten gern schon mal das To do der Behandlung fest, bei jungen Ärzten natürlich erst recht, immerhin sind sie ja Wikipedia-Leser und mit dem behandelnden Arzt wissenstechnisch auf Augenhöhe, wenn nicht sogar aktueller informiert. Lehrer sind da übrigens die allerschlimmsten – ich glaube heute, ein dauerhaftes Leben in der Schule ist für den Cortex nicht förderlich.

Solange alles nach Plan läuft, funktioniert ein Krankenhaus eigentlich ganz prima. Spannend wird es, wenn es mal nicht so ist. Das lässt sich mit jungen Ärzten besonders einfach herbeiführen. Wenn Sie mal eine unerfahrene Assistenzärztin so richtig zur Verzweiflung bringen wollen, verweigern Sie am Entlasstag einfach die Entlassung. Solche Dinge sind nämlich nicht trainiert. Justament, wenn die Ärztin Ihnen den Entlassbrief gibt, legen Sie sich gemütlich ins Bett zurück und sagen, dass es Ihnen nicht möglich ist zu gehen, weil

a) Sie heute erst gemerkt haben, dass Sie sich noch furchtbar schlapp fühlen und Ihre Wohnung im achten Stock ist.

b) seit gestern die Kinder, die Sie unterstützen, für zwei bis drei Wochen in Urlaub gefahren sind.

c) der Kühlschrank leer ist.

d) der Pflegedienst nicht informiert ist.

e) Sie die mühsam erstrittene Rehabilitationsmaßnahme doch nicht antreten wollen.

Egal, für welche Antwort Sie sich entschieden haben: Genießen Sie den Anblick der völlig entgeisterten Ärztin, die komplett aufgelöst aus dem Zimmer stürmt, um sich Hilfe beim Oberarzt zu holen. Und glauben Sie bitte nicht, dass so was selten vorkommt.

Nun besteht die Aufgabe darin, eine verträgliche Lösung für alle zu finden. Ich möchte keinen Patienten vor die Tür setzen, der noch nicht genug gesundet ist oder dessen häusliche Versorgung nicht gewährleistet ist. Aber ich kann auch nicht dauernd die durchschnittliche Verweildauer überschreiten, nur weil die Familie sich nicht einig ist, was nun mit Opa passiert, der alleinlebend die geriatrische Rehabilitation mit Händen und Füßen verweigert, aber auch nicht alltagsfähig ist. Deswegen versuche ich, meine Schutzbefohlenen zu überzeugen, dass es von Anfang an sinnvoll ist, sich für das komplette Leben des Patienten zu interessieren. Zu Beginn einer ärztlichen Berufskarriere ist man ja froh, wenn der Patient seine Erkrankung trotz der ärztlichen Behandlung überlebt hat, und ist darauf auch ziemlich fokussiert. Aber mindestens genauso wichtig ist die Sozialanamnese: Woher kommt der Kranke, wie ist er versorgt, hat er eine Familie, wie sind seine Vorstellungen für die eigene Zukunft? Dabei wird man leider als Arzt oft schräg angesehen, ein bisschen wie ein Papparazzi, der sich neugierig auf schmutzige familiäre Enthüllungsdetails stürzt und in das Privatleben eines Patienten drängt.

Tatsächlich zeichnet einen guten Arzt das umfassende Wissen über seinen Patienten aus. Nur wenn er auch einen Blick hinter die Kulissen wagt, kann er problematische Lebenssituationen wahrnehmen und vorsorglich denken. Sprich: Die Vorbereitung der Entlassung beginnt bei der Aufnahme.

Wie aber verläuft der Arbeitsalltag auf einer Station? Das ist natürlich immer etwas fachabhängig. In den operativen Fächern (Chirurgie, Orthopädie, plastische Chirurgie, HNO) kann es Ihnen als Patient gut passieren, dass bereits morgens um sechs die Tür aufgerissen wird und nicht die nette Schwester oder der Pfleger im Türrahmen steht, sondern durchaus etwa 15 Ihnen bisher unbekannte Kittelträger. Meist springt der dünnste und geschickteste halb durch die Tür und schafft es, diese so zu öffnen, dass der Chefarzt trotzdem als Erster das Zimmer betreten kann. Von hinten hören Sie dann eine klägliche Stimme: „Hier kommt Chefarzt Professor Dr. XY." Der Mob kommt langsam zu Ihnen und Sie selbst, gerade wach geworden, wie Gott Sie schuf, also mit wirrem Haar, geknautschtem Gesicht und einem Geschmack im Mund, der nicht nach Frühling riecht, würden gern instinktgetrieben hinter dem Bett verschwinden, wenn Sie nicht gerade operiert worden wären. Der Situation ergeben harren Sie also der Dinge. Im Pulk erkennen Sie ganz hinten Ihren Stationsarzt, der sich verzweifelt nach vorn zu drängeln versucht. Vorneweg – wie bereits erwähnt – der Chefarzt, gefolgt von seinem leitenden Oberarzt zur Linken und gern seinem Lieblingsoberarzt, Typ Speichellecker, zur Rechten. Direkt dahinter die weiteren Oberärzte aus der Abteilung. Auf der Intensivstation gesellt sich immer noch ein Oberarzt der Anästhesie hinzu. Es folgen die erfahrenen Assistenzärzte, die nicht ganz so erfahrenen Assistenzärzte, der Stationsarzt, meist im Gerangel mit der leitenden Schwester, die pflegende Schwester, die Schwesternschülerin. Nachfolgend und wirklich ganz am Ende kommen die noch werdenden Ärzte und Studenten und andere, die an dem Morgen nichts Besseres zu tun hatten. Nicht selten wird das

Feld aufgelockert von der Reinigungsfrau, die den Boden genau zu dem Zeitpunkt schrubben muss, zu dem die Visite stattfindet. Dass der Akademiker-Mob gegen das Reinigungspersonal eine Putzpause durchsetzen kann, ist übrigens keineswegs immer sicher. Denn gegen stoische Pflichterfüllung nach Plan ist auch im Krankenhaus kein Kraut gewachsen.

Sobald der tatsächlich behandelnde Assistenzarzt in Rufweite zum Chef vorgedrungen ist, stellt er mit angemessen ehrfürchtiger Stimme Ihren Casus vor. Natürlich ist bei Ihnen immer alles bestens gelaufen. Erst viel später, sozusagen im kleinen Kreis, wird die Insuffizienz, also die Undichtigkeit Ihrer Naht nach der OP, Erwähnung finden. Wohlwollend wird der Chef nicken und magische Worte sprechen, die inhaltlich etwa bedeuten: „ICH habe Sie geheilt." Dabei ist es übrigens unwichtig, ob er tatsächlich seine Finger im Spiel hatte oder nicht. Die Oberärzte nicken übereifrig zustimmend und eigentlich fehlt nur noch hysterisches Schluchzen der Anwesenden in Anbetracht der geglückten Wunderheilung. Danach verlässt den Chefarzt schlagartig das Interesse an Ihrer Person und er schreitet zum nächsten Wunder.

Noch ein kleiner Tipp am Rande: Irgendeiner der anwesenden Ärzte wird Ihnen in einem Moment, in dem Sie es nicht erwarten, die Bettdecke wegreißen, meist mit den einleitenden Worten: „Darf ich mal gerade?" Entweder merken Sie sich ab jetzt diese Worte und strecken denjenigen mit einem reflexartig-versehentlichen, aber gezielten Faustschlag nieder oder Sie tragen bitte repräsentative Unterwäsche. Viele werden es Ihnen danken und Sie behalten auch in diesem Moment noch ein wenig Selbstachtung.

In den nichtoperativen Fächern fängt Ihr Arbeitstag als Kranker deutlich geruhsamer an. In den meisten Krankenhäusern startet die Pflege gegen halb sieben ihren Weck- beziehungsweise Waschrundgang. Zwar beginnt der Arbeitstag der Pflege früher, beinhaltet aber auch eine Übergabe aus der Nacht, in der die Halb- und

Vollkatastrophen berichtet werden, die sich zwischen neun Uhr abends und sechs Uhr morgens ereignet haben. Kennen Sie noch die Gremlins? Kleine kuschelige Tierchen, die die meiste Zeit ihres Lebens nur liebenswert waren und mit ihren großen Kulleraugen von der Kinoleinwand geschaut haben, dass man selbst als Kerl sofort Muttergefühle entwickelt hat? Fütterte man sie allerdings nach Mitternacht oder brachte sie in Kontakt mit Wasser, mutierten sie zu bösartigen Monstern. Ich würde heute behaupten, in den meisten Patienten steckt so ein Gremlin. Vor allem die älteren Damen, tagsüber zuckersüß, entwickeln sich nachts zu unbeherrschbaren Herausforderungen für Nachtschwestern und Pfleger. Nicht wenige Pfleger haben sie in den Wahnsinn getrieben.

Sobald das Licht im Zimmer ausgeht, die Nachtwache ihren ersten Rundgang beendet hat und im Stationszimmer die Tabletten für den nächsten Tag bereitstellt, beginnt die gespensterhafte Verwandlung der lieben Omis in wahre Zombies. Ganz harmlos geht es mit einem Klingeln los. Sobald die Schwester den langen Flur herbeigehetzt ist, ist der Zombie-Omi, im Krankenhausalltag praktischerweise kurz „Zomi", der Grund ihres Klingelns entfallen. Nachdem alle sinnvollen Möglichkeiten abgefragt wurden – also „Haben Sie Hunger?", „Haben Sie Durst?", „Müssen Sie auf Toilette?", „Ist Ihnen zu warm oder zu kalt?", „Haben Sie Schmerzen?" –, hetzt die diensthabende Schwester den langen Flur zurück zu ihren eigentlichen Aufgaben. Gerade im Schwesternzimmer angekommen, Sie ahnen es bereits, klingelt es erneut. Lauter und intensiver als beim letzten Mal. Inzwischen leicht außer Atem, nach rund 300 Metern Krankenhausflur kein Wunder, erreicht die Nachtschwester zum zweiten Mal in drei Minuten das Zimmer der hyperaktiven alten Dame. Wieder bleibt der eigentliche Grund ungeklärt. Aber so eine Nacht ist lang und Klingeln strengt weit weniger an als Laufen. Deswegen ist klar, wer bei diesem Duell weniger leidet. Lässt die Motivation der Schwester zum Flursprint nach, erkennt die alte Dame die Option nachzulegen, indem mit der Klingel zusätzlich auf die Bettkante oder den Nacht-tisch geschlagen wird. Sie glauben nicht, wie oft solche Endlosschlei-fen das überarbeitete Personal auf Trab halten.

Sollte sich Ihre Bettnachbarin als Zomi entpuppen, hüten Sie sich, in das Geschehen einzugreifen! Mit Wurfangriffen von Schnabel-bechern, dem Schokopudding vom Mittag oder deutlich Schlimme-rem wäre zu rechnen. Verhalten Sie sich also ruhig und still.

Ist eine Zomi noch lauffähig, verlässt sie alternativ auch gern das Bett und geht auf Erkundungstour. Dazu gehört die Untersuchung der Nachbarzimmer nebst Patienten, gern auch auf anderen Flu-ren und Stationen. Ist sie endlich müde geworden, findet sie eine Schlafstelle, zum Beispiel das Bereitschaftszimmer des Arztes. Sie denken, das kann nicht sein? Mehrfach bin ich zur Hilfe geholt wor-den, weil eine Zomi sich in das Bett eines anderen gelegt hatte. Selbst in mein Bereitschaftszimmer hat es eine schon seit Stunden vermisste verwirrte alte Dame geschafft. Ich selbst kam irgendwann ins Zim-mer, todmüde und völlig im Eimer. Ich zog mich im Halbdunkel aus und stieg ins Bett. Schlagartig hellwach, mit einem Rettungssprung senkrecht aus dem Bett, landete ich direkt vor einem Lichtschalter, sodass ich die Situation erst mal beleuchten konnte. Nachdem klar war, dass es sich nur um die vermisste Zombie-Omi handelte, beru-higte ich mich und auch mein Herzschlag näherte sich schnell wieder ungefährlichen Werten.

Die Zomi selbst war zu dem Zeitpunkt wieder zur liebenswerten Omi geworden und ließ sich ohne Widerstand auf ihre Station brin-gen, wo sie von einer bereits völlig aufgelösten Nachtschwester aufge-nommen wurde.

Zurück zum Tagesablauf: Der Tagdienst weiß also nun über die vergangene Nacht Bescheid, die Nachtschwester, die schon panisch an die kommende Nacht denkt, wird noch mal mental aufgebaut und dann ins Bett verabschiedet. Dazu muss man wissen, dass viele Schwestern, die nur in der Nacht arbeiten, das tun, weil sie tagsüber

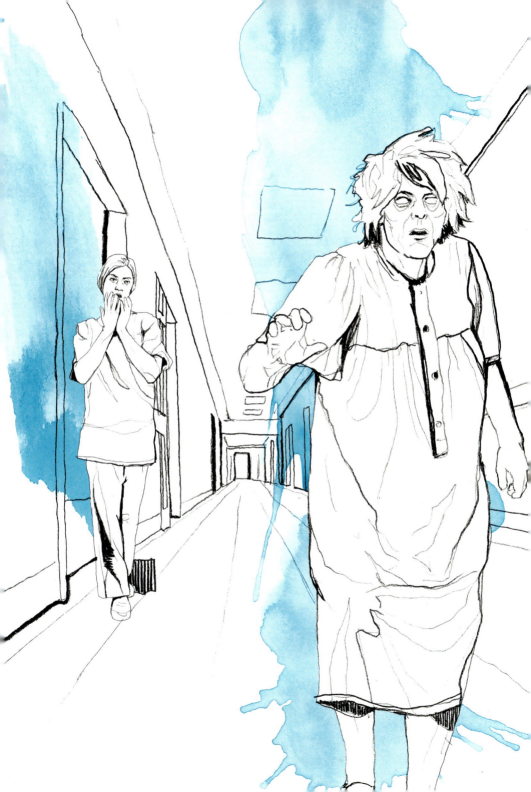

ihre Kinder versorgen. Wenn sie nach Hause kommen, wird erst mal Frühstück für die Kids gemacht, danach gehen die zur Schule – und nur in diesem Zeitraum besteht die Chance auf Schlaf. Nach der Schule gibt's Essen, mit den Kindern wird gelernt oder gespielt, bis man sich abends mit dem Papa oder Babysitter die Klinke in die Hand drückt und sich wieder zur Arbeit schleift.

Der Tagdienst beginnt nun mit seiner Morgenvisite. Zuerst werden Ihre Vitalzeichen gemessen. Dazu gehören Ihr Blutdruck, Ihre Herzfrequenz sowie Ihre Körpertemperatur und je nach Krankheitsbild werden Sie gewogen oder man wechselt Ihren Verband. Auf operativen oder interventionellen Stationen werden die jeweiligen Patienten mit den berühmten Flügelhemdchen und Netzhöschen versorgt, um sie auf die Legung eines Herzkatheters, auf Magen-, Darm- oder Lungenspiegelungen vorzubereiten. Weiterhin erfolgt die strenge Ermahnung, dass Sie nüchtern bleiben. Keine zehn Minuten später stellt Ihnen die nette Kollegin vermutlich ein leckeres Frühstück mit Kaffee oder Tee vor die Nase.

Was soll das mit dem Nüchternbleiben überhaupt – und vor allem, wenn man noch stundenlang auf den Eingriff warten muss? Und bedeutet das auch, dass Sie Ihre morgendlichen Tabletten nicht nehmen dürfen? Bei den meisten Operationen werden Sie von einem Anästhesisten in einen tiefen Schlaf versetzt, sodass Sie von der Operation nichts mitbekommen. Dazu gibt er Ihnen kurz vor der eigentlichen Narkose eine Tablette, die Sie so richtig entspannt. Dann werden Ihnen die eigentlichen Sedativa (Schlafmittel) gespritzt und wenn Sie eingeschlafen sind, erhalten Sie ein zusätzliches Muskelrelaxans. In der Zeit, die das Medikament braucht, um seine komplette Wirkung zu entfalten, werden Sie durch den Anästhesisten mit einem Ambubeutel beatmet. Danach stellt er mit einem Laryngoskop Ihren Hals so ein, dass er einen Schlauch (Tubus) über die Stimmlippen bis in die Lunge einfädeln kann, über den Sie durch ein Beatmungsgerät beatmet werden. Problematisch wird's aber, wenn Ihr Magen voll ist.

Dem gefällt die Situation nämlich gar nicht und gerade in der Phase, in der die Bebeutelung erfolgt, neigt der Patient zum Erbrechen, da auch immer Luft in den Magen gelangt. Und ein erbrechender Patient ohne Schutzreflexe wird zum Waterloo jedes Anästhesisten. Der Mageninhalt katapultiert sich Richtung Mund, ein Teil verlässt ihn auch darüber, der Rest läuft aber in die komplett ungeschützte Lunge. Man spricht von Aspiration/Asphyxie – das stellt eine absolute Notfallsituation dar, die schlimmstenfalls tödlich endet. Und alles wegen eines Brötchens und einer Tasse Kaffee. Natürlich gibt es auch Notfallsituationen, in denen es egal ist, ob Sie nüchtern sind oder nicht. Der Anästhesist spricht in diesem Fall von einer Crush-Intubation. Da sagt der Name doch schon alles, oder? Deswegen rate ich Ihnen dringend, lieber einen knurrenden Magen in Kauf zu nehmen.

Das gilt auch für alle Disziplinen, in denen zwar keine Narkose eingeleitet werden muss, die aber potenziell gefährlich sein können. Dazu zählen natürlich die endoskopischen Untersuchungen von Magen, Darm und Lunge, wo der Arzt sich mit einem Schlauch die Organe quasi vor Ort anschaut. Auch das sogenannte Schluckecho, eine sonografische Untersuchung des Herzens aus der Speiseröhre/ dem Magen, gehört in diesen Bereich. Um diese Untersuchungen gut zu überstehen, bekommen Sie sedierende Medikamente, die Sie während der Untersuchung schlafen lassen. Im Unterschied zu einer Narkose atmen Sie aber noch allein und brauchen keine Unterstützung. Die Komplikationsrate ist bei den endoskopischen Untersuchungen sehr gering, aber eben nicht gleich null. Deshalb sollten Sie immer nüchtern sein, damit eine Notfallsituation, die ich natürlich keinem wünsche, gut gehandelt werden kann und nicht durch einen vollen Magen in einer Vollkatastrophe endet.

Medikamente dürfen mittlerweile nach Absprache mit Ihrem behandelnden Arzt eingeschränkt eingenommen werden. Er entscheidet, welches Medikament sinnvoll ist und welches Sie bitte am Tag der Untersuchung absetzen. Ein einfaches Beispiel: Ein Patient mit erhöhtem Blutdruck braucht am Tag der Operation nicht all seine Blutdrucksenker zu nehmen, da es im Rahmen der Narkose eh zu einem Blutdruckabfall kommt.

Nun gehören Sie aber nicht zu den Patienten, die am heutigen Tag eine Operation oder Intervention bekommen. Dann besteht Ihre Aufgabe darin, auf die Visite zu warten. Da Ihr Tag schon sehr früh beginnt, haben Sie viel Zeit, sich noch mehr zu langweilen. Natürlich können Sie sehr gemütlich frühstücken und die Zeitung lesen, aber immer, wenn Sie es sich so richtig fein gehen lassen und den inneren Flow gefunden haben, kommt garantiert ein ganz junges Ärztlein und rammt Ihnen Nadeln in die Arme, um irgendwie an Ihr Blut zu kommen – selbstverständlich ohne ein Wort der Erklärung –, und nachdem Sie Ihren Kreislauf zurückgewonnen haben, steht der Krankengymnast da, der Sie je nach aktuellem körperlichem Zustand entweder im Bett quält oder Sie sogar auf den Krankenhausflur zwingt, wo Sie aus irgendeinem Grund Ihre Runden ziehen sollen. Anschließend heißt es wieder, auf die Visite zu warten, falls Sie diese bei Ihrer kleinen Wanderung nicht verpasst haben. Insgesamt hat man oft den Eindruck, Visiten sind wie eine angekündigte Paketlieferung, auf die man den ganzen Tag wartet.

Tatsächlich finden Visiten am liebsten statt, wenn der Patient kurz auf der Toilette, eine rauchen, in der Cafeteria oder bei den Schwestern ist, um zu fragen, wann die Visite kommt.

Aber wozu dient die Visite eigentlich? Der Ursprung ist das lateinische Wort „visitare", also besuchen. Wenn Sie Ihre Oma besuchen, visitieren Sie sie. Und tatsächlich unterscheidet sich Ihre Visite kaum von der ärztlichen Version, denn Sie werden Ihre Oma auch nach ihrem körperlichen und seelischen Befinden fragen, vielleicht nicht ganz so professionell wie ein Arzt, aber Sie tun es. „Na, Omma, wie geht es der Hüfte? Jetzt hörma auf zu kümen und tu mir mal 'nen Stück von dem Käsekuchen." Nachsatz: „Boah, ich meinte ein großes Stück, Omma!"

Die Visite im ärztlichen Sinn wurde übrigens bereits durch die Muslime im 10. Jahrhundert durchgeführt. Zu den Aufgaben der Visite aus ärztlicher Sicht gehören:

a) Sichtung der aktuellen Untersuchungsergebnisse
b) Körperliche Untersuchung; Anamnese
c) Dokumentation Ihres Krankheitsverlaufs
d) Anordnungen von
- Medikamenten
- Untersuchungen
- therapeutischen/pflegerischen Maßnahmen
- Konsilen
- Operationen

Merken Sie was? In der ärztlichen Visite spielt der Patient eine ziemlich passive Rolle. Reden tut der Arzt – und das durchschnittlich doppelt so lange wie der Patient. Während der Patient nur ein bis zwei Fragen stellt, durchlöchert der Arzt den Patienten durchschnittlich mit sechs bis acht Fragen. Und „überraschenderweise" stimmen Arzt und Patient in fast 50 Prozent der Fälle nicht über das hauptsächliche Gesundheitsproblem des Patienten überein.

Thomas Bliesener, ein Autor des Buchs „Die ärztliche Visite", nennt das Ganze einen verhinderten Dialog.

Und leider ist das keine Seltenheit. Egal, ob Assistenzarzt im ersten Jahr oder erfahrener Oberarzt oder Chefarzt: Viele visitieren sehr einseitig, ohne den Patienten als gleichwertigen Kommunikationspartner zu sehen. Natürlich ist es nicht sinnvoll, mit der demenzkranken Omi über das weitere Prozedere ihrer Behandlung zu sprechen, wenn sie mich während der Unterhaltung x-mal fragt, wer ich bin, wer sie ist und warum sie eigentlich an diesem seltsamen Ort ist. Ich bin auch absolut kein Freund davon, wenn Sie alle meine Ideen und Vorschläge zu Ihrer Gesundung mit dem Satz kommentieren: „Auf

Wikipedia steht aber …" Doch wenn Sie sich auf die Visite mit mir freuen, weil Sie alle Ihre Sorgen und Ängste loswerden können, weil Sie alle Ihre Fragen in einer Sprache beantwortet bekommen, die Sie verstehen, und Sie zusätzlich Fragen beantwortet bekommen, die Sie gar nicht gestellt haben, habe ich mein Tagesziel erreicht und mir mein abendliches Belohnungsbier verdient.

Natürlich können Sie mir in einer Visite alles erzählen, was Ihnen wichtig erscheint. Vielleicht fragen Sie sich aber auch, ob es Dinge gibt, die Ihnen peinlich sein sollten? Von denen Sie ausgehen müssen, dass Sie dadurch stigmatisiert, gebrandmarkt werden? Letztendlich entscheiden Sie während der Visite, was Sie von Ihrem Leben preisgeben wollen und welche Informationen Sie mir zur freien Verfügung stellen. Aber je mehr ich weiß, desto genauer und besser kann ich Ihre Erkrankung diagnostizieren und behandeln. Es kann sogar recht gefährlich werden, wenn Sie im Arztgespräch Informationen unterschlagen oder Ihre Sünden verniedlichen. Für den Narkosearzt ist es sehr wichtig zu wissen, ob Sie drei Flaschen Bier pro Woche oder pro Tag trinken. Sie benötigen dann nämlich schlichtweg eine höhere Dosis an Narkosemedikamenten. Sie glauben gar nicht, wie oft es vorkommt, dass man als Arzt völlig ratlos vor einem Patienten steht, der vor einer Untersuchung einfach nicht zur Ruhe kommt. Mehrfach wurden die Akte und die gemessenen Kurven nach einem Hinweis auf regelmäßigen Alkoholkonsum oder Tablettengaben zur Therapie psychiatrischer Erkrankungen durchsucht – aber nein, der Patient scheint ohne jegliches Laster zu sein. Erst viel später, wieder auf Station angelangt, erfährt man bei der Visite, dass er zwar keinen Alkohol trinkt, aber dafür jeden Abend fünf bis sechs Flaschen Bier. Für viele Menschen zählt Bier zu den Grundnahrungsmitteln (wie tatsächlich gesetzlich in Bayern verankert) und definitiv nicht als alkoholisches Genussmittel. Hier kann also die fehlerhafte Anamnese beziehungsweise die lückenhafte Information über den Patienten zu einer deutlich erschwerten und mit einem höheren Risiko verbundenen Untersuchung führen. Gehen Sie bitte nicht davon aus, dass alle Ärzte Heilige sind. Im Gegenteil: Wie der Schuster mit den schlechtesten Leisten führt auch meine Zunft ein ziemliches Lotterleben. Sei es der Lungenfacharzt, der sich jeden Tag eine Packung Kippen gönnt, oder der Gastroenterologe, der Ihnen morgens einen Vortrag über Ihre – durch übermäßigen Alkoholkonsum – geschädigte Leber hält und abends auf die selbige anstößt. Kein anständiger Kollege sollte Sie aufgrund Ihres Lebensstils verurteilen.

Überhaupt finde ich, dass man mit dem Verurteilen anderer selbst nicht weit kommt. Selbst wenn manche Erfahrungen grenzwertig werden, versuche ich, mich daran zu erinnern. Ich weiß, dass es andere Kollegen schon mal anders halten, aber ich habe für eigentlich fast alles Verständnis. Das gilt auch für die immer wieder vorkommenden, nur schwer erklärbaren Unfälle beim Sex mit Dingen, die dafür nicht wirklich geeignet und nie gedacht waren. In meiner Arbeit als Notarzt, Ambulanzarzt und Dinge-aus-Körperöffnungen-entfernender-Arzt durfte ich oft darüber staunen, welche Gegenstände oder kulinarischen Delikatessen ihren Weg in den männlichen oder weiblichen Anus oder in die Vagina finden. Aber der Reihe nach.

Die Kunst eines guten Arztes, einer guten Schwester, eines Pflegers oder Rettungsassistenten ist, dem Patienten das Gefühl zu vermitteln, dass ein kleiner Sexunfall das Normalste auf der Welt ist und quasi jedem tagtäglich passieren kann. Quasi so, wie in einen Hundehaufen zu treten oder beim Crackrauchen erwischt zu werden oder sechs Millionen Euro im Lotto zu gewinnen.

Das heißt: Hier ist Feingefühl gefragt, etwas, das gerade Ärzte mit Bravour beherrschen. O-Ton eines rheinischen Kollegen: „Wat steckt denn da in der Fott?" Die Antwort war natürlich betretenes Schweigen. Eher selten steht der Patient strahlend in der Ambulanz und berichtet stolz über die Billardkugel, die nach wildem Liebesspiel nun zehn Zentimeter tief im Enddarm steckt. Im Gegenteil. Dem Betroffenen ist es meist sehr, sehr unangenehm und so wild und

45

experimentierfreudig es im Vorfeld zuging, umso peinlich berührter und stiller wird's beim Kontakt mit den Helfern.

Eher selten trifft man auf die berühmten Sexunfälle, die quer durch alle Lande kolportiert werden. Die Fantasie der Erzähler scheint da genauso groß zu sein wie die der Sexfreaks. Manchmal werden aber auch arme Mitbürger durch ihre Liebsten in die peinlichsten Situationen gebracht, weil sie helfen wollten. So wurde ich einmal als Notarzt zu einer Dame gerufen, die laut Freundin einen Schlaganfall in der Wanne erlitten hatte und dort hilflos lag. Vorausgegangen war ein Telefonat zwischen den beiden, wobei die nicht badende Frau plötzlich eine deutliche Sprachverschlechterung bei der Badenden vernahm, die wohl mit letzter Kraft mitteilte, dass sie nicht mehr aufstehen könnte. Die Freundin – hervorragend durch „Apotheken-Umschau" und Wikipedia in der medizinischen Diagnosefindung weitergebildet – vermutete sofort einen Apoplex, in Volkes Mund „Schlaganfall" genannt. Nun ist ein Schlaganfall eine ernste Sache, in der Zeit einen hohen prognostischen Faktor hat. Aus diesem Grund haben wir schnell reagiert und sind mit einem Riesentrupp los, bestehend aus NEF, RTW, Feuerwehr, Polizei. Und einem Praktikanten. Die Haustür konnte problemlos geöffnet werden und alle Mann rannten in der Wohnung Richtung Bad zur Rettung der armen Mitbürgerin.

Die Frau lag tatsächlich in der Wanne, allerdings bei bester Gesundheit. Sie zeigte sich entzückt über unseren unverhofften Besuch. In der Badewanne selbst lagen Rückstände einer braunen Substanz, die sich als eine Art Fango-Masse entpuppte, neben der Wanne eine leere Flasche Likör. Was war passiert? Die gute Frau hatte sich ein Fango-Bad eingelassen und dann das Telefonat mit ihrer Freundin begonnen. Innerhalb dieses Gespräches hatte sie den Inhalt der Flasche tapfer vertilgt. Der darin enthaltene Alkohol erfüllte seine Aufgabe und lähmte ein wenig das Sprachzentrum wie auch die Motorik der Dame in der Wanne. Immerhin war noch so viel aktives Resthirn vorhanden, dass die Frau den ziemlich schlüpfrigen Fango-Schlamm bereits weitgehend abgelassen hatte, und es war davon auszugehen, dass auch die Motorik innerhalb der nächsten Stunden wieder eine sichere Flucht aus der Wanne zugelassen hätte. Also kein Schlaganfall, sondern ganz normaler Wahnsinn.

Aber zurück zu den unglücklich Verunfallten. Ein beliebtes Spiel zwischen Paaren jeglichen Geschlechts, aber auch von Alleinunterhaltern oft praktiziert, ist das Versteckspiel. Das Areal, in dem versteckt werden darf, beschränkt sich auf die Körperöffnungen unterhalb des Bauchnabels, das zu Versteckende darf vom Spielleiter frei ausgewählt werden.

Mir hat sich noch nicht ganz erschlossen, nach welchen Kriterien das Spielgerät ausgewählt wird. Hängt es von der Erreichbarkeit oder von der Verfügbarkeit oder von der Form ab?

Fakt ist, dass auch bei Fleischessern besonders oft Obst in seiner ganzen Vielfalt zur Befriedigung „öngerum", wie der Rheinländer sagt, herhalten muss.

Hier ist eine kleine Liste an Dingen, die ich selbst bergen „durfte":

1. Vibrator
2. Banane
3. Gurke
4. Zucchini
5. Gekochtes Ei
6. Mehrwegflasche
7. Kugelschreiber
8. Schraubendreher
9. Inhalationsspray
10. Handy

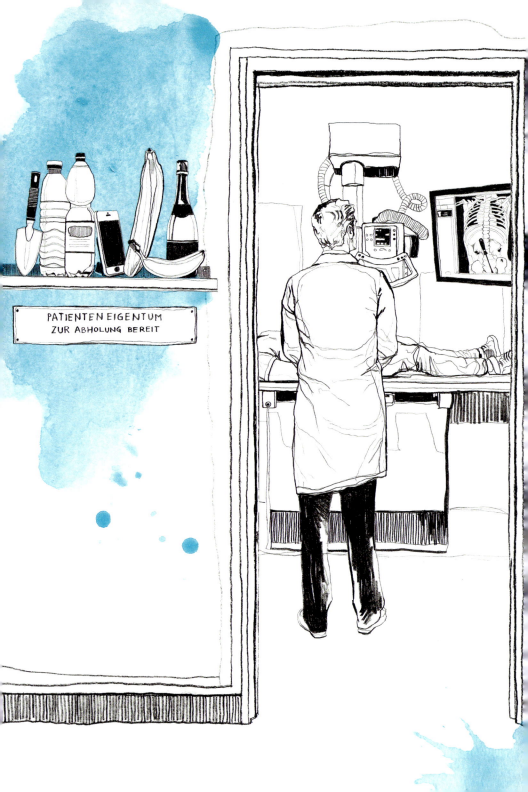

Wie schon erwähnt, ist es eher ungewöhnlich, dass der Verunfallte das Kind beim Namen nennt, um so schnellere Hilfe zu erfahren. Stattdessen ziert oft Schamesröte das Gesicht des Betroffenen, es wird genuschelt oder geflüstert und auch gern hysterisch gekichert.

Aber es gibt natürlich auch deutlich schönere Situationen, als in der Notaufnahme bei der Anmeldung das Missgeschick zu benennen. Interessanterweise zeigen Patienten wenig Erfindungsgeist, wenn es um den Hergang geht – was ich natürlich sehr schade finde, da es mich ja interessiert. Eine immer wieder gern gehörte Geschichte ist die, in der viel Obst im Badezimmer des Patienten auf dem Wannenrand liegt, der Patient gerade auf dem Weg in die Wanne oder aus der Wanne war und dann so unglücklich stürzte, dass die Kiwi oder die Banane oder sonstiges Vitaminhaltiges den Weg in den Popo fand. Ich nicke dann immer sehr freundlich, bestätige den Patienten in seiner Glaubwürdigkeit und gratuliere ihm zu seinem Glück, dass er nur auf das Obst und nicht auf den Hinterkopf gefallen ist.

In den meisten Fällen bekommt man die Gegenstände komplikationslos geborgen und der arme Patient kann – meist etwas breitbeinig humpelnd – das Krankenhaus verlassen.

Ernster wird es, wenn man – trotz Analspreizer, Greifer und hervorragender Fingerfertigkeit – dem Gegenstand auf seinem Weg ins Innere nur noch nachwinken kann. Gerade bei Vibratoren besteht diese Gefahr, da diese sich aufgrund ihrer Eigenschaft der Vibration sehr effektiv vorwärtsbewegen können. In meiner Zeit als PJler, also im praktischen Jahr, in der chirurgischen Abteilung der Uniklinik wurde ich zu einem Mann gerufen, der größte Unterbauchschmerzen hatte. Bei ihm angelangt, wurde schnell klar, was dem Pechvogel widerfahren war, da es lustig aus seinem Bauch summte: Beim Spaß mit sich selbst und einem Vibrator war die Rückholschnur gerissen und der Vibrator war bereits auf dem Weg durch den Dickdarm, frei nach dem Motto: „Ich bin dann mal weg.“

So summte sich der Patient erst mal in die radiologische Abteilung, in der mehrere Aufnahmen von seinem Bauch gemacht wurden, um die ungefähre Lokalisation einzuschätzen. In der folgenden Besprechung trat dann ungläubiges Schweigen auf: Es handelte sich nämlich nicht um einen Vibrator normaler Dimensionen, sondern um den Blauwal der Vibratoren, den Brontosaurus der sexuellen Befriedigung – kurz: um ein Monster von Vibrator. Jeder von uns dachte dasselbe: Wie hat das nur gepasst?

Der Patient wurde kurz danach komplikationslos operiert und der Vibrator aus dem Körper entfernt. Aus der Narkose erwacht, traute er sich – kaum bei Sinnen – zu fragen: „Kann ich den wiederhaben? Der war neu und teuer." Finderlohn ist in so einem Fall übrigens nicht üblich und auch Mehrwegflaschen verbleiben im Besitz des Inhabers.

In einem weiteren Fall war ich sowohl als Notarzt als auch als behandelnder Arzt auf der Intensivstation involviert. Ein Sauerländer – wobei ich rein gar nichts gegen Sauerländer gesagt haben möchte, ich liebe das Sauerland und die liebenswerten Einheimischen – wollte es sich in einem Kölner Bordell mal so richtig gutgehen lassen. Die Reise nach Köln und der dortige Besuch bei käuflichen Damen waren für ihn eine Premiere und entsprechend aufgeregt war der liebe Mann. Für sein Nervenkostüm genehmigte er sich auf der Zugfahrt einige Biere, sodass er tiefenentspannt in Köln ankam. Im Bordell gönnte er sich mit der dortigen Puffmutter ein paar weitere Drinks, um dann mit genauem Auge aus der Mädchenriege die Dame seiner Träume zu wählen. Tatsächlich waren es sogar zwei Engel, die mit ihm aufs Zimmer gingen, und da er Gentleman war, ließ er noch eine Flasche Champagner springen, die im Whirlpool verköstigt wurde. Jetzt kam es jedoch zu einem Zusammenspiel der einzelnen Wirkungskreise. Bier, Schnaps und Schampus waren erfolgreich im Hirn angekommen und zusammen mit der wohligen Wärme im Pool setzte schlagartig eine schwere Müdigkeit ein. Der arme Kerl wusste gar nicht, wie ihm geschah: eben noch der heißblütige Casanova, nun der schwerfällige Bauer vom Land. Eine Lösung wurde schnell gefunden: Eines der Mädels bot dem Kerl etwas aus dem privaten Kokain- und Speed-Vorrat an – natürlich gegen Aufpreis – und unglücklicherweise nahm der völlig Drogenunerfahrene das Angebot an. Nach der ersten Nase kehrte das Leben zurück in alle Körperteile.

Zur Erinnerung: Bisher war es noch zu keinem näheren Kennenlernen der wartenden Mädels gekommen. Und es sollte auch nicht dazu kommen. Kurz nach dem Genuss des Kokains bekam der Mann stärkstes Herzrasen und einen sehr unangenehmen Druck auf der Brust – gepaart mit einer Panikattacke vom Feinsten. Die Lust auf Sex war passé und der nackten Todesangst gewichen. Mit drei Promille und den nasalen Spaßmachern war es dem Möchtegernmacho auch nicht mehr möglich, einen klaren Gedanken zu fassen.

Die Mädels machten das einzig Richtige: Anruf bei der Feuerwehr, Schilderung der Geschichte, Verdacht auf Herzinfarkt – und damit war ich im Spiel. Wir sammelten den Unglücksraben ein und brachten ihn in ein nahegelegenes Krankenhaus. Dort konnte glücklicherweise ein Infarkt ausgeschlossen werden und am nächsten Tag trat der Geläuterte die traurige Rückreise an. Geläutert?

Der aufmerksame Leser erinnert sich: Unsere Wege kreuzten sich zweimal. Ziemlich genau ein Jahr später wurde mir der Patient durch einen notärztlichen Kollegen auf der Intensivstation mit Verdacht auf Infarkt vorgestellt.

Die Vorgeschichte: Bordell, Alkohol, Kokain, Speed und dann Herzattacke. Zum Sex kam es nie – das nenne ich Safer Sex! Allgemein scheint die richtige Dosierung für viele Menschen ein ernsthaftes Problem darzustellen. Auch bei mir ist natürlich immer nur das letzte Bier schlecht. Ein guter Freund von mir, der einen Hang zu härteren Spaßmachern hat, klagte an den Morgenden nach durchzechten Nächten, die er den Herren Walker und Daniels gewidmet hatte, gern über das verdammte Brot, was ihm nun heftigste Schmerzen in der Magengegend einbrachte, und meinte das auch todernst:

„Von Bier kommt nix Schlechtes." Und so zieht sich diese menschliche Schwäche durch alle sozialen und sexuellen Kreise.

In der härteren Schwulenszene wird auch gern mal zu GHB (sprich: dschieäitschbie), also zu Gammahydroxybuttersäure gegriffen. Das Mittelchen wurde vor langer Zeit mal in der Anästhesie verwendet, schließlich aber aufgrund kleinerer Nebenwirkungen wie Krampfanfälle, Herzstillstand und Tod abgeschafft. Heutzutage kauft man es in praktischen Fläschchen im World Wide Web und titriert es tropfenweise in Drinks. Bis zu einer gewissen Dosierung treten Euphorie und Hemmungslosigkeit auf, bei einer Überdosierung kommt es aber schnell zur Bewusstlosigkeit mit folgendem Herzstillstand. Skrupellose Schweine (mir fallen noch ganz andere Bezeichnungen ein, die aber nicht durchs Lektorat gehen würden) nutzen diesen Wirkstoff gern als sogenannte K.-o.-Tropfen und schmuggeln sie in Drinks.

Einige Männer „genießen" diesen Zusatzstoff aber schlichtweg für eigene Höhepunkte und laufen dabei oft Gefahr, diese nicht mehr zu erleben. So wurden mir an einem schönen Sonntagmorgen zwei Jungs aus einer Sauna gebracht, die nicht unbedingt den Ruf einer Wellnesssauna mit Ayurveda-Anwendungen genießt. Ich hatte von meinem 24-Stunden-Dienst bereits 22 Stunden arbeitend verbracht und war stimmungstechnisch nicht ganz so euphorisch unterwegs. Beide Jungs wollten es sich in besagter Sauna schön machen, haben sich Fruchtgetränke gegönnt und sich gegenseitig ein bisschen lieb gehabt, bis der eine plötzlich das Interesse verlor und stattdessen mit in sich gekehrtem Blick das Atmen einstellte. Sein Gegenpart verlor vor lauter Schreck ebenfalls das Bewusstsein. Die herbeigerufenen Rettungskräfte leiteten sofort eine Doppelreanimation ein. An dieser Stelle: Hochachtung vor den Kollegen! Wer schon mal 20 Minuten eine Herzdruckmassage durchgeführt hat, weiß, wie anstrengend so was ist – erst recht in einer ausdampfenden Sauna. Trotz widrigster Umstände „sprangen" beide Jungs wieder an und landeten nach kurzer Fahrt bei mir auf der Intensivstation. Hier war der weitere

Verlauf so komplikationslos, dass beide Männer schnell wieder das Bewusstsein erlangten und sich quietschfidel zeigten. Meine Frage, ob sie GHB konsumiert hätten, bejahten beide und lachten vergnügt. Empörung trat allerdings auf, als ich wissen wollte, wie viele Tropfen sie in ihre Drinks geträufelt hätten. Ich durfte mir daraufhin eine Moralpredigt über die deutlich höhere Schädlichkeit von Alkohol anhören – und sie würden nur frisch gepresste Säfte zu sich nehmen. Wegen der Gesundheit. Verrückte Welt.

Ein anderer junger Mann landete mal bei mir auf der Intensivstation, weil die „Scheißpartydroge", die man ihm verkauft hatte, überhaupt nicht partymäßig gewirkt hätte. Er war vielleicht 19 Jahre alt und ein Vertreter des Post-Grunge-Looks: mager bis dünn, längere Haare, Schlotterjeans, Stylo-Shirt mit Loch. Plus ein pseudointellektuelles Buch mit geschätzten 1.200 Seiten im Gepäck. Rein optisch waren davon maximal zwölf Seiten umgeblättert worden. Dennoch hatte das Kerlchen meinen vollen Respekt, da der Schinken gefühlt das Gewicht seines Besitzers hatte, der es mit Gleichmut durch die Gegend trug. Insgesamt also ein echt netter Junge, der wahrscheinlich sonst bei schwarzem Kaffee und einer selbst gedrehten Zigarette über das Leben nachdachte.

Nun war aber eben Party angesagt gewesen – er wollte so richtig durch die Nacht tanzen und hatte sich deswegen beim Dealer seines Vertrauens mit Tabletten eingedeckt, die ihn wegkicken sollten. Doch entweder war der Dealer einfach schlecht in seinem Job und wusste selbst nicht über seine Substanzen Bescheid oder er hat einen Restposten verscherbelt, den er noch loswerden musste, um endlich auch mal Verkäufer der Woche zu werden. Letzten Endes bekam mein kleiner Existenzialist keine Upper – dazu zählen beispielsweise Amphetamine, Ecstasy, Kokain –, sondern ein Präparat, das zur entspannenden Familie der Downer (unter anderem Gras) gehört. Es handelte sich um Tabletten mit Morphin, wie Sie sie aus den alten Sherlock-Holmes-Filmen kennen, wo Sherlock an einem asiatisch aussehenden Ort in

London auf einem Diwan auf der Seite liegt und an einer langen Pfeife zieht, die mit „Mo" (Morphin) gefüllt ist. Unser junger Wilder nahm sich jedenfalls sofort ein Tablettchen und zog auf die Party. Dort angekommen, fühlte er sich furchtbar entspannt und extrem chillig, sodass er lieber noch eine Tablette nahm. Und noch eine. Und noch eine.

Und nach noch einer landete er in der Ambulanz, wo er tapfer immer wieder sein Buch aufschlug und reinstierte, um dann direkt über der ersten Seite einzunicken. Erst viele Stunden später konnte ich Mr. Cobain wieder nach Hause entlassen – mit dem onkelhaften Ratschlag, die Lektüre zu wechseln, um sich ein gesundes Wissen über illegale Substanzen anzulesen.

Zusammenfassend betrachtet sorgen die in diesem Kapitel beschriebenen Patienten natürlich für das Besondere oder Skurrile in einem Arztleben. Ich weiß nicht, wie es meinen Kollegen geht, aber ich möchte diese Begegnungen niemals missen und freue mich über alle Erfahrungen, die das Leben so bunt machen.

Alles ist menschlich und menschlich ist mir nicht fremd!

Erwartungshaltungen

Ich gehöre zu der Sorte Mensch, deren Erwartungshaltung in vielen Lebenslagen eher bescheiden hoch ist. Oder anders gesagt: Wäre meine Erwartungshaltung eine Limbostange, würden wahrscheinlich 95 Prozent der Leser dieses Buches beim Versuch des Drunterhertanzens einen Bandscheibenvorfall oder Schlimmeres erleiden. Das Anspruchsdenken vieler Mitmenschen und deren völlig überzogene Erwartungshaltung gegenüber anderen waren mir fremd – und werden mir immer fremd bleiben.

Ich fahre einen alten Opel Admiral, Jahrgang 66. Mein ganzer Stolz, neben meiner Familie natürlich. Ich habe ihn als junger Mann nach langer Suche gefunden, gekauft von Geld, das ich nicht hatte, und ihn dann – optimistisch, wie ich nun mal bin – als Daily Car genutzt. Damit war mein Ankommen zwar etwas ungewiss, aber jede Fahrt war immer spannend. Geschaltet wird am Lenkrad und ab 120 km/h brüllt der Motor so laut, dass man ständig befürchtet, dass gerade ein Flugzeug auf dem Dach landet. Das Interieur sieht altersentsprechend runtergerockt aus, wobei die Polstersitze unfassbar bequem sind. Als meine Frau hochschwanger mit Zora war, wurde mein Admiral, bis dato nicht für die Beförderung einer Lady geeignet, zum liebsten Fortbewegungsmittel, da sie auf den sofaähnlichen Sesseln trotz Riesenbauch gemütlich residieren konnte und auch beim Aussteigen nahezu ohne Hilfe rauskam, während sie in den tiefen Sportsitzen ihres Flitzers zum Schluss steckenblieb und auf meine Gnade angewiesen war, ihr aus der Falle herauszuhelfen.

Mehr als einmal durfte der Admiral auch huckepack auf dem Abschlepper der Gelben Engel mitfahren, da mal wieder ein poröser Wasserschlauch gerissen war und der Motor kurz vor der Entflammung stand. Oder die Bremsen bremsten von jetzt auf gleich nicht mehr, sodass ich schweißgebadet nur durch beherztes Handbremsenziehen Schlimmeres auf der Autobahn verhindern konnte. Dann griff ich mehr oder weniger gelassen zum Telefon. Der Engel in Gelb kam meist nach ein bis zwei Stunden und brach regelmäßig in Jubel aus, da er sich über den Admiral freute: „Das waren noch Autos damals, da konnte man noch alles mit einem Schraubenschlüssel selber machen, unzerstörbar." Ich weiß nicht, wie oft ich diesen Satz gehört habe, während die schwere Motorhaube geöffnet wurde. Danach sah ich den Meister, meist mit Kippe im Mund, im Motorblock verschwinden, um nach kurzer Zeit aus dem Inneren Geschimpfe und Gemaule zu hören, das so gar nichts mit den vorherigen Lobpreisungen zu tun hatte. Nach einer gefühlten Ewigkeit und der dabei immer stärkeren Angst vor einer Explosion oder zumindest größeren Verpuffung kam der Mechaniker wieder zum Vorschein, blickte verächtlich auf meinen mittlerweile beträchtlichen

Sicherheitsabstand von 25 Metern und schrie mir über die Distanz das Ergebnis seiner Fehlersuche zu. Anhand von Gestik, Stimmlage und Gesichtsausdruck war mir klar, dass mal wieder eine Fahrt auf dem Abschlepper bevorstand, was jedes Mal die nächste Schwierigkeit – nämlich mein Auto auf dessen Ladefläche zu ziehen – mit sich brachte. Mein Admiral hat nämlich keine Ringe oder Ähnliches am Fahrwerkboden. Der Erbauer war wohl davon ausgegangen, dass sein Fahrzeug für die Ewigkeit entworfen sei und niemals profan liegen bleiben würde. Die Seile wurden meinem armen Kumpel an den unmöglichsten Stellen umgeschlungen, unter größtem Quietschen und Gedröhne wurde er verladen und zur Werkstatt meines Vertrauens gebracht, wo der türkische Inhaber mir immer aufmunternd auf die Schultern klopfte und beim Tod seiner halben Familie versprach, diesmal unter einem vierstelligen Rechnungsbetrag zu bleiben.

Warum ich Sie mit den Geschichten über mein Männerspielzeug langweile, wo es doch eigentlich um Diagnostik und Therapie am Menschen gehen soll, um ausgefuchste Therapiekonzepte, natürlich ganzheitlich und nahezu nebenwirkungsfrei, sofort verfügbar und – wenn's geht – bitte wohlriechend und nach cremigem Latte macchiato schmeckend?

Der Hauptkundenstamm eines internistisch tätigen Arztes ist zwischen 50 und 95 Jahre alt. Im Gegensatz zu meinen Kollegen aus der Orthopädie oder Unfallchirurgie, die gottgleich Lahme zum Laufen bringen oder krumme Füße wieder für High Heels geradeklopfen, leiden meine Patienten oft an Erkrankungen, die ich lediglich kontrollieren und eine Zeit lang in ihrem Fortschreiten stoppen kann, um irgendwann aufzugeben und die Patienten dem natürlichen Verlauf zu überschreiben, was nichts anderes bedeutet, als dass sie zeitnah in das Licht am Ende des Tunnels gehen. Die häufigsten Erkrankungen, mit denen ich mich zusammen mit meinen Patienten rumschlage, sind die sogenannten Zivilisationskrankheiten, zu denen der Diabetes mellitus Typ 2, auch Zuckerkrankheit genannt, wie auch Übergewicht, Blutdruck- und Fettstoffwechselstörungen zählen. Nicht zu vergessen sind die Endprodukte aus diesen Erkrankungen, nämlich Herzinfarkte, die paVK, also die periphere arterielle Verschlusskrankheit – auch als Schaufensterkrankheit bekannt – und natürlich die COPDisten, die Lungenkranken mit dem chronischen Husten. Die Liste könnte ich bedeutend länger gestalten, aber mir geht's um Folgendes: In Analogie zu meinem Oldtimer kommen nun Patienten zu mir, die bereits etwas länger auf Gottes weiter Welt lustwandeln. Damit meine ich nicht die 80- oder 90-Jährigen, die übrigens oft sehr fit und unfassbar zäh sind, sondern ich rede von den Endvierzigern bis Sechzigern. Die Kids der Wirtschaftswunderzeit, die die bitteren Nachkriegsjahre nicht mehr mitbekommen haben, sondern in den fetten Jahrzehnten groß geworden sind. Die nie mangelernährt waren, oft sitzende Tätigkeiten im Büro ausüben und diese nur unterbrechen, um Pause zu machen. Sport wurde das letzte Mal in der Schule ausgeübt und ansonsten ist die heimische Couch einfach zu gemütlich.

Und so ist ein Jahr nach dem anderen ins Land gegangen, die guten Vorsätze des laufenden Jahres wurden auf das nächste vertagt und alles war gut, bis plötzlich hier und da kleine Wehwehchen auftraten. Bis dato war man eher zurückhaltend mit Arztbesuchen gewesen, da Ärzte einen immer nur bevormunden und versuchen, einem mit Igelleistungen das Geld aus der Tasche zu ziehen. Außerdem setzt sich keiner gern dem oberlehrerhaften Zeigefinger aus, der einem vor der Nase rumfuchtelt und alles verbietet, was Spaß macht.

Aber was will man machen, wenn plötzlich der Alltag schwer zu bewältigen ist und selbst das Erreichen des Schlafzimmers über die Treppe zum Sauerstoffdefizit führt? Das morgendliche Wiegen hat man sich seit Langem abgewöhnt, weil sich irgendwann der Bauch zwischen Gesichtsfeld und Waage schob. Außerdem sind es schwere Knochen oder die Gene, die dafür gesorgt haben, dass man sich langsam eher in Kubikmetern angeben sollte – und nicht so kleinkariert

„Dann geht's
erst mal zum Hausarzt.
Da muss man
so lange warten,
dass auch noch der
Blutdruck entgleist ..."

in Größe und Gewicht. Und das da so eine offene Stelle am Fuß ist, die seit Wochen nicht zugeht und seltsamerweise auch nicht schmerzt, wird wohl nicht so schlimm sein und rein gar nichts mit den Folgen der Zuckerkrankheit zu tun haben, wie der schwachsinnige Doktor vor Jahren prophezeit hat. Der wollte einem mit seinen Diäten nur das Leben versauen und außerdem hat er selbst geraucht – tolles Vorbild! Soll er erst mal vor seiner Tür kehren! Überhaupt: Bestimmt hat der noch nicht mal gedient.

Dann geht's erst mal zum Hausarzt. Da muss man so lange warten, dass auch noch der Blutdruck entgleist und immer höher steigt. Kein Wunder bei den Wartezeiten. Der Hausarzt stellt schließlich fest, dass eine weitere Abklärung nötig ist, die nur im Krankenhaus erfolgen kann. Und damit sind der Morgen und der Tag und überhaupt die Woche versaut.

Irgendwann beruhigt man sich ein wenig und überlegt sich, dass so eine Generalüberholung gar nicht schlecht ist. Immerhin muss man noch zehn bis 20 Jahre arbeiten, danach will man mindestens 25 Jahre die eingezahlte Rente genießen – da kann man ja mal zwei bis drei Tage Krankenhauswellness einplanen.

Die Ernüchterung überkommt die meisten in der Ambulanz. Stundenlang wartet man auf einen Weißkittel und wenn er endlich zur Tür hineinschneit, gibt es maximal ein Zeitfenster von 30 Sekunden, bevor sein Telefon klingelt und er sich mit der Standardlüge schlechthin – „Ich komme gleich wieder." – verabschiedet. Diese Aussage ist gleichbedeutend mit: „Sie sehen mich nicht wieder." Jetzt sollte man als medizinischer Laie wissen, dass der Ambulanzjob nicht für die Gemütlichen und Bedachten unter uns ist und auch nicht nur Genies dort arbeiten, wie uns das TV immer wieder zeigen will: Dort sichten geniale Fachärzte auf einen Blick Dutzende Patienten, die offensichtlich alle zu festen Terminen pünktlich erschienen sind und sich freundlicherweise an den Gesundheitszustand halten, den man braucht, um der Reihe nach behandelt zu werden. Der heranrasende Rettungswagen liefert dann in Szene zwei den spektakulären Notfall, begleitet von jungen, extrem gut aussehenden Assistenzärzten oder Ärztinnen, die auf der Trage sitzend den Patienten reanimieren, während die toughen Jungs vom Rettungsdienst Arzt und Patient im lockeren Schritt auf die Intensivstation tragen, wo wiederum ein gut aussehender Oberarzt – mit leicht angegrauten Schläfen, vollem Haar und im besten Trainingszustand – lässig und cool Anweisungen gibt, während die wartenden Patienten andächtig innehalten und Gott danken, dass sie die Gnade erfahren, in diesem Krankenhaus behandelt zu werden.

Ein durchschnittlich intelligenter Patient braucht in einer echten Notaufnahme etwa 60 Sekunden, um festzustellen, dass das fernab jeder Realität ist. Aber immerhin das Vorkommen lebensgefährlicher Zustände ist real.

Zurück zu Ihrem „Wellnessurlaub". Jetzt haben wir Ärzte Sie einmal von der Locke bis zur Socke durchgecheckt und das eine oder andere gefunden. Wenn Sie Glück haben, müssen Sie nur Ihren

Lifestyle ändern, sprich vielleicht „nur" eine Packung Zigaretten pro Tag rauchen, Fleisch gegen Fisch austauschen und sich einmal in der Woche um den örtlichen See schleppen. Wenn Sie nicht ganz so viel Glück haben, müssen wir bei Ihnen etwas reparieren. Das können Stents in den Herzkranzgefäßen sein, das kann die Etablierung einer ausgefuchsten medikamentösen Therapie sein, die Ihnen zwar hinsichtlich der zu behandelnden Krankheit hilft, aber auch absolute Therapietreue und Disziplin Ihrerseits verlangt. Das kann aber auch, wenn Sie gar kein Glück haben, eine schwere und schwierige Operation sein, weil bei Ihnen ein Organsystem so Schaden genommen hat, dass man es konservativ nicht mehr behandeln kann. Und nun schauen Sie mich mit großen Augen an und fragen: „Aber Sie machen mich doch wieder vollständig gesund, Herr Doktor?!?" Da kann ich in vielen Fällen leider nur antworten: „Nein, da Sie kein Auto oder eine Maschine sind, an der ich beliebig Teile austauschen kann!"

Der menschliche Körper ist zwar extrem zäh, hat aber auch ein Ablaufdatum, was je nach Pflege und Wartung mal früher oder später datiert. Und selbst wenn wir durch Forschung und Hightechmedizin mittlerweile viele Krankheiten behandeln können, geht es in vielen Fällen nur um ein Aufschieben des Krankheitsverlaufs und nicht um eine Heilung.

Wer über Jahrzehnte seinen Körper durch mangelnde Bewegung, ungesunde Ernährung, Übergewicht, Rauchen und Saufen drangsaliert hat, darf nicht erwarten, dass das ohne Folgen bleibt. Die Medizin kann diese Jahrzehnte nicht vollständig rückgängig machen.

Bitte seien Sie sich dessen bewusst! Lebensqualität versus Lebensquantität – das ist hier die Frage!

Friss oder stirb!

In meiner Zeit als Notarzt bin ich zu einigen schwerkranken Patienten gekommen, die ich aufgrund ihrer Erkrankung, beispielsweise ein Herzinfarkt oder eine infektexazerbierte chronische Bronchitis, in eine spezialisierte Klinik bringen wollte. Das klingt einfacher, als es ist, da jede Klinik ihr Einzugsgebiet hat und man als Notarzt gute Argumente braucht, um einen Patienten einzugsgebietsüberschreitend unterzubringen. Einfach ist es bei denjenigen, die von ihrem Haus vor Ort nicht versorgt werden können, da vielleicht kein Herzkatheter oder spezielle bildgebende Verfahren zur Verfügung stehen. In diesem Fall darf und muss der Notarzt gewährleisten, dass der Kranke in die für ihn richtige Klinik kommt, egal, ob sie im Einzugsgebiet ist oder nicht.

Bei manchen Erkrankungen gibt es eine Grauzone. Die akute Versorgung könnte durch das zuständige Krankenhaus übernommen werden, aber der erfahrene Notarzt weiß, dass der Patient im weiter entfernten Haus langfristig besser aufgehoben wäre. Dann geht eine furchtbare Telefoniererei los: Man versucht, den Ambulanzarzt des Nichteinzugshauses zu überreden, den Patienten aufzunehmen, während man im Hintergrund das Ambulanzpersonal auf den Arzt einreden hört, dass er den Patienten nicht annehmen soll, da es schließlich nicht das richtige Einzugsgebiet wäre. Nach gefühlten Stunden hat man das Beste für den Patienten erreicht und erzählt es ihm mit geschwollener Brust, um entgegnet zu bekommen: „Dat Essen schmeckt da nit, da kriejen misch keine zehn Pferde hin." Vielen Dank!

Das ist keine Seltenheit. Denn es wird über nichts mehr gemosert als über das Essen im Krankenhaus. Selbst wenn der Chirurg das falsche Bein amputiert hat, ist das zu kalte, zu heiße, zu matschige, zu kleine, zu fettige, zu versalzene und zu was-weiß-ich-denn-noch Essen immer Gesprächsthema Nummer eins der Krankenhausüberlebenden.

Tatsächlich entscheiden sich viele Patienten für das Haus mit dem vermeintlich besseren Koch oder dem höheren Budget für ein Tagesmenü, frei nach dem Motto: „Nicht nur Liebe geht durch den Magen, sondern auch die Gesundheit." Die Patienten liegen gar nicht mal falsch, wenn sie auf gutes Essen pochen. Ein Großteil der Gerichte im Krankenhaus geht quasi unberührt zurück, weil sie einfach nicht schmecken. Natürlich spielt dabei die Optik eine Rolle: Das Essen kommt auf unappetitlichen Tabletts mit Hauben daher, meist in traurigem Grau oder in Beigetönen. Angerichtet ist es mit der großen Kelle. Das Auge isst hier nicht mit, da es voller großer Tränen angesichts der Nahrungspampe ist. Die Speisen selbst erkennt man meist erst nach dem Studieren der Menükarte und entweder sind die Portionen zu groß oder zu klein oder schlichtweg nicht verträglich.

Aber wie denn auch! Der arme Küchenchef muss mit sehr wenig Budget verschiedenste Gerichte bereitstellen. Kaum ein Patient wird zu Beginn des Aufenthalts auf seine Ernährung und Ernährungsmöglichkeiten eingeschätzt. Eine Festlegung der Mindest- oder Maximalkalorienmenge erfolgt in der Regel ebenfalls nicht und die Ernährung wird nur selten an die Erkrankung angepasst, obwohl es in jeder Krankenhausküche verschiedene Kostformen geben sollte. Das allerdings hat fatale Folgen. Doch es geht nicht immer nur um den Geschmack, sondern auch darum, wie gehaltvoll die vom Krankenhaus zur Verfügung gestellten Speisen sind. Groß angelegte Studien haben gezeigt, dass viele Patienten bereits bei der Aufnahme mangel- oder unterernährt und auf eine gute Ernährung angewiesen sind.

Die Ursachen dafür müssen nicht immer in der Erkrankung liegen. Oft spielen auch soziale Faktoren wie Einsamkeit, Geldmangel, Suchtprobleme eine Rolle. Manchmal liegt es an der schlechten Ausstattung der Küchen und an der Unfähigkeit, sich Essen zu beschaffen oder es sich allein zuzubereiten. Und psychische Erkrankungen wie Depressionen oder Psychosen führen auch nicht gerade zur ausgewogenen Vollwerternährung.

Nutznießer übrig gebliebener Krankenhauskost war übrigens gern mal Doc Esser! In meiner Zeit als Assistenzarzt habe ich in einem Haus gearbeitet, in dem tatsächlich ein 1-Sterne-Koch Küchenchef war. Wie habe ich den täglich wechselnden, aber wöchentlich rotierenden Menüplan mit wahlweise zwei Fleischgerichten und einem vegetarischen Gericht geliebt! Freitags gab es ganz klassisch Fisch, für den der wollte, samstags Eintopf mit oder ohne Würstchen, sonntags Geschnetzeltes. Dann waren da noch diese sehr leckeren Frikadellen, die es einmal die Woche zu verkösten galt. Oft waren noch Patientenessen übrig – sei es, weil diejenigen nichts essen durften oder weil sie bereits entlassen waren. Also schnorrte ich mich täglich von Station zu Station, um die begehrten Reste zu essen. Einmal richtete die Personalleitung für langjährige Mitarbeiter ein 5-Gänge-Menü aus, wo der Koch zeigen konnte, warum er den Stern erhalten hatte. Es wurde ein hochklassiges, edles Abendessen, mit allerdings – aus meiner Sicht – deutlich zu kleinen Portionen. Ich neige übrigens nicht zur Mangelernährung …

Zurück zu Ihnen: Wenn Sie bisher in der Lage waren, sich sehr gut und ausgewogen zu ernähren, kommen Sie ziemlich sicher nicht mangelernährt ins Krankenhaus. Aber möglicherweise führen Ihre akuten oder chronischen Erkrankungen zu einem ungewollten Gewichtsverlust, der mehr als zehn Prozent Ihres Körpergewichts ausmachen kann. Zusätzlich kommt es oft zu einem weiteren Gewichtsverlust während des Aufenthalts im Krankenhaus.

Jetzt könnte man natürlich damit argumentieren, dass wir sowieso alle viel zu dick sind und uns eine ungewollte Diät doch ganz gut tut, aber auch Pummelfeen können im Rahmen des Gewichtsverlustes und unzureichender Nahrungszufuhr nach einiger Zeit Mangelerscheinungen zeigen, die eine schnelle Heilung verhindern.

Wünschenswert wäre eine Einschätzung Ihres Ernährungsstatus direkt bei der Aufnahme. Sie sollten den Arzt über Ihre Essgewohnheiten, über eventuelle gewollte oder ungewollte Gewichtsabnahmen in den vergangenen Wochen, über Appetit oder auch Widerwillen gegenüber Nahrung informieren. Der Arzt sollte sich ein Bild von Ihren Muckis machen und darf auch an Ihren Problemzonen rumdrücken, die im Fachjargon „subkutanes Fettgewebe" heißen. Danach entscheidet er mit Ihnen über die für Sie passende Ernährung.

Mittlerweile weiß man durch größere Studien, dass eine Mangel- oder Unterernährung Faktoren wie Komplikationsraten, Sterblichkeit, Gesundung, Aufenthaltsdauer und Lebensqualität entscheidend beeinflusst. Die EuroOOPS-Studie (die hat nichts mit der amerikanischen Sängerin zu tun, die es – Ooops! – immer wieder tut) analysierte vor knapp zehn Jahren die Daten von 5.000 Patienten in 26 Krankenhäusern und stellte fest, dass die Sterblichkeit bei Unterernährung um elf Prozent höher war. Weiterhin war der stationäre Aufenthalt durchschnittlich um drei Tage verlängert und die Risikogruppe erlitt häufiger Komplikationen. Daraus entstehen natürlich auch höhere Behandlungskosten. Durch Mangel- und Unterernährung entstanden 2007 unmittelbare Mehrkosten von neun Milliarden Euro. Davon kann man schon das eine oder andere Butterbrot ordentlich belegen, oder?

Im Gegensatz dazu steht das Budget, das für einen durchschnittlich kranken Patienten pro Tag vorgesehen ist. „Quarks & Co.", eine meiner bevorzugten Fernsehsendungen, berichtete schon 2014 über das Dilemma des gesunden Kochens im Krankenhaus und das dafür vorhandene Budget von im Schnitt drei bis vier Euro am Tag pro Patient.

Andersrum gerechnet könnten Krankenhäuser an jedem Patienten richtig sparen, wenn er denn mit der passenden Kost adäquat versorgt werden würde. So wurde anhand von 500 Patienten innerhalb einer Studie nachgewiesen, dass die frühzeitige Ernährungsintervention bei mangelernährten Patienten 2,5 Krankenhaustage einspart.

Und noch mal anders gerechnet: Um die Liegedauer um einen Tag zu verkürzen, würden Mehrkosten von 76 Euro für ein Mangelernährungsscreening und eine Ernährungstherapie anfallen. Dagegen stehen aber 731 Euro pro Liegetag im Krankenhaus.

> **„All das sollte Sie bitte nicht vergessen lassen, dass Sie sich in einem Krankenhaus befinden und nicht beim Dinner im 4-Sterne-Restaurant.“**

Trotzdem kann man in den vergangenen Jahren ein Umdenken in der Ernährungsphilosophie in den Krankenhäusern feststellen. Immer öfter stehen Ernährungsmediziner auf den Gehaltslisten und die erste Einschätzung des Ernährungszustands erfolgt in der Ambulanz und wird auch gewürdigt. Wie auch immer: Ich persönlich finde, dass die meisten Menüs absolut genießbar sind.

Zusammenfassend kann man festhalten:

Adäquate Ernährungstherapie führt zu:
1. Niedrigen Komplikationsraten (vgl.: Elia et al./Milne, 2016)
2. Kürzerer Krankenhausaufenthaltsdauer (vgl.: Elia et al., 2016)
3. Kosteneinsparung (vgl.: Elia et al., 2016)
4. Verringerung der Wiederaufnahmeraten (vgl.: Bally et al., 2016)
5. Verbesserung der körperlichen Funktion (vgl.: Baldwin et al., 2011)

All das sollte Sie bitte nicht vergessen lassen, dass Sie sich in einem Krankenhaus befinden und nicht beim Dinner im 4-Sterne-Restaurant. Seien Sie gelassen, wenn das Essen mal nur lauwarm ist, auf jeder Station gibt es eine Mikrowelle. Seien Sie gelassen, wenn das Essen optisch wie schon gegessen aussieht – wichtiger ist, dass Sie die für Sie richtige Kost erhalten. Umso schneller sind Sie wieder draußen und können im Restaurant Ihres Vertrauens schlemmen.

MRSA-Killerkeime

Sie haben jetzt zwei bis drei Tage im Krankenhaus geschafft und trotz aller Bemühungen haben weder das Pflegepersonal noch die Ärzte Ihnen richtig schlimme Dinge antun können. Sie befinden sich langsam auf dem Weg der Besserung und Ihr neuer Bettnachbar, ein netter älterer Herr, entpuppt sich als legendärer Geschichtenerzähler, sodass die Zeit quasi vorbeirennt. Mehrere kurz aufeinanderfolgende Krankenhausaufenthalte liegen bereits hinter ihm, seine Schwachstelle sei das Herz. „Zu oft hier geschrien beim lieben Gott", scherzt er noch.

Nach zwei Tagen öffnet sich morgens wie gewöhnlich die Tür und die Pflege rauscht herein, um Sie für den neuen Tag manierlich herzurichten. Allerdings sehen Sie konsterniert, dass die Krankenschwester heute einen Extrakittel anhat und zusätzlich einen Mundschutz trägt. Sie sind empört, denn so sehr müffeln Sie ja nun nicht. Gerade wollen Sie lauthals protestieren, als auch schon eine Art Wattestäbchen einmal durch Ihren Mund-, Rachen- und Nasenraum gezogen wird, um schließlich in einem Kunststoffbehälter gesichert zu werden. Danach erfolgen in gewohnter Weise Pflege und Reinigung und dann sind Sie mit Ihrem Mitpatienten wieder allein. Sie entspannen sich und nehmen sich vor, dieses mehr als seltsame Verhalten bei der Visite anzusprechen. Diese ist heute deutlich früher und Sie sehen die komplette Ärzteschaft im Zimmer – ebenfalls verkittelt und mit Mundschutz. Sie erkennen an der offen stehenden Tür ein rotes Schild, auf dem steht: „Kein Eintritt! Besucher bitte beim Pflegepersonal melden!"

Ihr Arzt beginnt mit den Worten: „Bitte erschrecken Sie sich nicht." Das hat natürlich zur Folge, dass Sie sich erst recht richtig erschrecken und mit dem Schlimmsten rechnen. Dann wird Ihnen erklärt, dass Ihr netter Bettnachbar einen sogenannten MRSA in seiner Nase trägt und isoliert wird – Sie übrigens auch, bis nachgewiesen wurde, dass Sie sich nicht angesteckt haben.

Früher machte man kurzen Prozess mit Killerkeimträgern. Spinalonga, eine kleine Insel bei Kreta, galt als idealer Ort, um Leprakranke von den Gesunden zu isolieren. Lepra war bis in die 1950er-Jahre eine unheilbare, sehr ansteckende Erkrankung. Deshalb wurden die daran Leidenden auf dieser kleinen Insel ausgesetzt, wo sie dann auf ihren langsamen Tod warteten. Zu Spitzenzeiten waren bis zu 1.000 Kranke auf der Insel eingepfercht.

Nachdem in den 1940er- und 1950er-Jahren wirksame Medikamente gegen den Lepra-Erreger entdeckt wurden – das Tierchen nennt sich übrigens Mycobacterium leprae –, konnten die verbliebenen Bewohner der Insel geheilt werden. Ach so: Bei diesen Medikamenten handelte es sich übrigens um Antibiotika. So nah liegen Fluch und Segen beieinander.

Heutzutage ist diese Insel mit den Häusern, den Kirchen und dem Krankenhaus ein beliebtes Touristenziel – und nein, man kann sich nicht mehr anstecken.

Zurück zu MRSA, dem Todeskeim. Ich habe Ihnen mal ein paar Überschriften aus deutschen Zeitungen zusammengestellt:

- „Killerkeim MRSA frisst Patienten fast von innen auf" (WAZ)
- „Amerika in Angst – Killerkeim außer Kontrolle" (BILD)
- „Staphylococcus aureus: Steckbrief eines Killers" (Focus)
- „Klinikseuche MRSA: Wir tragen den Todeskeim in uns" (Berliner Kurier)
- „Mein Mann war nach sechs Wochen tot – MRSA, der Todeskeim" (BZ)

Zusammengefasst bedeutet das für Sie, dass Sie dieses Buch besser weglegen, da Ihnen die Zeit fehlt, es zu Ende zu lesen, schnell noch alles zu regeln, um dann mit gefasstem Blick die letzten Meter Ihres Lebens zu Ende zu gehen.

Oder aber Sie bewahren jetzt mal Ruhe, lesen einfach weiter und informieren die Erben noch nicht über Ihr baldiges Ableben.

In vergangenen Zeiten war die Lebenserwartung unter anderem dadurch begrenzt, dass es nur symptomatische Therapiemöglichkeiten bei Bakteriämie oder bakteriellen Infektionen gab. Unter einer Bakteriämie versteht man die vermehrte Einschwemmung von Bakterien in die Blutbahn, der Laie spricht von einer Blutvergiftung. Ich kann mich erinnern, dass ich als etwa Zehnjähriger regelmäßig meine kleinen Schürfwunden an Beinen und Armen kontrolliert habe, in der Angst, dass ich eine schwarze Linie entdecken würde, die sich jeden Tag ein bisschen mehr in Richtung Herz entwickelt, um dort das sofortige Versterben einzuleiten.

So stellten wir Kinder uns eben eine Blutvergiftung vor. Tatsächlich handelt es sich um eine generalisierte Infektion des Körpers, die sich über die Blutbahn ausbreitet und nicht durch unser Immunsystem begrenzt werden kann. Der Vollständigkeit halber: Auch Pilze und andere Erreger können zu einer Sepsis führen. Aber das würde den Rahmen sprengen – hier geht es ja um multiresistente Keime.

Wie gesagt: Bis etwa 1930 gab es keine wirklichen Therapiemöglichkeiten und selbst harmlose kleine Wunden konnten zu einer Eintrittspforte für Bakterien werden, die dann in relativ kurzer Zeit zum Tod führte.

Bereits 1874 hatte Theodor Billroth nachgewiesen, dass ein bestimmter Pilz das Wachstum von Bakterien hemmen kann. Aus meiner Sicht eine Sensation, da es sich bei dem guten Mann um einen Chirurgen handelte, denen wir Internisten zwar gute manuelle Fähigkeiten attestieren, aber dafür alles Wissenschaftliche komplett absprechen.

Erst knappe 50 Jahre später wurde die hemmende Wirkung dieses Pilzes aufgrund einer kleinen Schlamperei wiederentdeckt. Alexander Fleming war ein englischer Wissenschaftler, der sich mit Staphylokokken beschäftigte. 1928 beimpfte er kurz vor den Sommerferien eine Agarplatte mit Staphylokokken, musste aber überstürzt nach

Hause und vergaß die Agarplatte mit den darauf sitzenden Bakterien. Agar ist für Mikroorganismen ungefähr so wie für uns Menschen ein All-you-can-eat-Buffet: Sie gedeihen prächtig.

Nach den Sommerferien kam er frisch erholt aus dem Urlaub und entdeckte beim Aufräumen die vergessene Agarplatte. Und was war passiert? Ein Schimmelpilz war ebenfalls gewachsen. Die Staphylokokken hatten sich in seiner Nachbarschaft nicht vermehrt, sich dafür aber sogar ans andere Ende der Platte verzogen. Fleming erkannte das Bahnbrechende: 1929 erschien der erste Artikel über den bakterientötenden Stoff in einer anerkannten Wissenschaftszeitung, den er nach dem Pilz „Penicillin" nannte.

Dennoch dauerte es viele Jahre, bis man die Herstellung industrialisierte und das Medikament für eine breite Masse bereitstellen konnte. Treibender Faktor war das Militär im Zweiten Weltkrieg, da man dringend eine wirksame Behandlung für verwundete Soldaten brauchte. Danach war der Siegeszug der Antibiotika nicht mehr aufzuhalten: Sie revolutionierten die Therapie von bakteriellen Krankheitserregern.

Unglücklicherweise sind Bakterien aber ziemlich schlau und der Mensch ist leider maßlos. Oft werden Antibiotika entweder völlig falsch eingesetzt, beispielsweise bei viralen Infekten, wo sie absolut keine Wirkung haben, oder es werden sogenannte Reserve-Antibiotika für harmlose bakterielle Infekte verwendet, obwohl sie nur als Reserve bei lebensbedrohlichen Erkrankungen zur Behandlung genutzt werden sollen. Sie kennen das Sprichwort „mit Kanonen auf Spatzen schießen"?

Ein weiteres Problem ist die Beimischung von Antibiotika in Tierfutter, um den Ertrag der Tiere zu steigern. Beim Verzehr nehmen wir kleinste Restmengen der verwendeten Medikamente auf, mit denen sich die Bakterien in kleinster Dosis und in aller Ruhe auseinandersetzen können. Und so entwickelten sich im Laufe der Zeit Bakterien, die gegen die Antibiotika resistent sind.

Das berühmt-berüchtigste Tierchen ist der Staphylococcus aureus, ein Bakterium, das fast überall in der Natur vorkommt und bei nahezu 30 Prozent der Menschen nachweisbar ist. In den meisten Fällen spricht man von einer Kolonisation, das heißt, Staphy sitzt in einer geringen Anzahl auf der Haut oder auch gern im Nasenvorhof, in Mund, Hals und Rachen. Bei gesunden Menschen macht der Keim nichts und man lebt in fröhlicher Symbiose mit seinem nie gewollten Haustier. Aber wenn das Immunsystem geschwächt ist oder man Verletzungen an der Haut hat, kann Staphy darüber eindringen und eine böse Infektion hervorrufen.

Abszesse, Furunkel und Karbunkel sind meist durch Staphy verursacht – sie sind lästig und schmerzhaft, aber nichts Lebensbedrohliches. In schlimmen Fällen kann es jedoch zu Lungenentzündungen, Herzmuskelentzündungen und Blutvergiftungen kommen. Glücklicherweise ist das Bakterium mit dem richtigen Antibiotikum sehr gut behandelbar und die Infektionen können effektiv beherrscht werden. Unglücklicherweise ist aber auch unser Staphy ein schlaues Tierchen, das sich im Laufe der vergangenen Jahrzehnte mit den Tricks der Medizin sehr vertraut gemacht hat und dagegen gewappnet ist.

Durch Mutation seiner Gene entstand ein Zwilling von Staphy, der gegen alle bisher gängigen Antibiotika resistent ist und sich trotz Therapie im Körper breit- und Sie vor allem richtig krank macht. Sein Name: MRSA. Aka: Methicillin-resistenter Staphylococcus aureus oder auch multiresistenter Staphylokokkus.

Und diese Spezialeinheit an Keimen kann richtig Ärger machen, da sie genauso fiese Karbunkel, Abszesse, Lungenentzündungen oder Blutvergiftungen wie Staphy verursacht, aber deutlich schlechter antibiotisch bekämpft werden kann. Existiert gegen Staphy noch ein Dutzend wirksamer antibiotischer Medikamente, sind es beim bösen Zwilling gerade mal drei bis vier. Und seit einigen Jahren sind in den USA, Frankreich und Thailand weitere Stämme aufgetreten, gegen die die übrig gebliebenen Antibiotika nur noch begrenzt wirken.

Aber schlimmer geht immer. Indien hat eine – höflich ausgedrückt – eher lasche Haltung zu einem vernünftigen und zukunftssicheren Umgang mit Antibiotika. Zum einen kann jeder Bürger rezeptfrei die gängigen Antibiotika erwerben und zum anderen existieren kaum Umweltschutzvorschriften. Wenn welche existieren, werden sie nicht konsequent umgesetzt. Aus diesem Grund sind oft die Abwässer in der Nähe von Produktionsstätten für Medikamente mit Arzneimittelrückständen verseucht. Und darunter sind auch viele Antibiotika. Teilweise 1.000-fach über dem erlaubten Grenzwert finden sich die Antibiotika im Wasser: „Antibiotika? Sie baden gerade Ihre Hände drin!"

Nun wurden dort verschiedene Bakterien entdeckt (unser Staphy gehört mal nicht dazu), die ein Gen gemeinsam haben, das eine nahezu 100-prozentige Antibiotikaresistenz bewirkt. NDM-1 heißt der kleine Wicht. Dahinter steckt nichts anderes als der Name der Stadt, in der diese Bakterienstämme zuerst identifiziert wurden: New Delhi Metallo-ß-Lactamase 1. Noch ist dieser Kriminelle „nur" in Indien und Pakistan verbreitet, aber es wurde auch als ungeahntes Mitbringsel nach Schönheitsoperationen, die dort deutlich billiger sind, in Europa nachgewiesen. Da könnte man böse sagen: Wohl am falschen Ende gespart ...

Aber zurück zu unserem Problemkeim. Tatsächlich ist die Durchseuchung von MRSA in der Bevölkerung noch relativ gering. Das Robert-Koch-Institut geht anhand einer Studie von 0,5 Prozent MRSA-Besiedelten in der deutschen Allgemeinbevölkerung aus. Man unterscheidet grob drei große Stämme:

1. Hospital-acquired MRSA: der sogenannte Krankenhauskeim
2. Community-acquired MRSA: den fangen Sie sich im häuslichen Umfeld ein
3. Livestock-associated MRSA: eine relativ neue Übertragung von MRSA-kolonisiertem Nutzvieh auf Menschen

Ich fange mal mit dem dritten Stamm an, dem Livestock-associated MRSA (LA-MRSA). An erster Stelle sind Schweine zu nennen, wo sich das Tierchen vor allem in der Nase niederlässt und breitmacht. Aber auch andere Nutztiere wie Rinder und Geflügel bilden einen wunderbaren Pool und selbst bei immungeschwächten Pferden und kleineren Haustieren lässt sich der Keim immer wieder finden. Die Übertragung vom Schwein auf den Menschen erfolgt durch engen Kontakt und die Inhalation des verunreinigten Staubs. Glücklicherweise erfolgt noch keine wirkliche Mensch-Mensch-Übertragung und die Betroffenen, also Landwirte und Tierärzte, bei denen das Tierchen ein neues Zuhause gefunden hat, haben meist keine Symptome. Lediglich bei Immungeschwächten kann es zu Weichteilabszessen oder auch zu schwer verlaufenden Lungenentzündungen kommen. Interessanterweise haben weitere Untersuchungen ergeben, dass der LA-MRSA nur in der konventionellen Mast zu finden war, während das Vieh und deren Besitzer auf alternativen Bewirtschaftungen MRSA-frei waren. Regt zum Nachdenken an, oder? Ich bin alles andere als ein Fleischverächter, aber zahle lieber deutlich mehr für ein Freilandrind aus der Region und esse dafür nur ein- bis zweimal in der Woche Fleisch, weiß jedoch dafür Herkunft und Aufzucht des Tieres und den Namen des Bauern. Aber das nur nebenbei.

Der Community-acquired MRSA (CA-MRSA) ist ein Bakterium, das in einigen Regionen Deutschlands zu finden ist und auch an gesunden Menschen bösen gesundheitlichen Schaden anrichten kann. Das Teuflische ist ein Toxin, ein Gift, das einen Teil des menschlichen Abwehrsystems ausschaltet und so zu schlimmen Abszessen der Haut führen kann, ohne dass vorher ein Defekt bestanden haben muss. In seltenen Fällen kann es auch zu nekrotisierenden Lungenentzündungen kommen, die sehr schnell tödlich enden. Die gute Nachricht: Bisher sind nur wenige CA-MRSA-Fälle beschrieben und die schlimmen Verläufe tragische Einzelfälle. In Amerika ist dieser Bursche deutlich häufiger beschrieben und richtet viel Unheil an.

Bleibt noch der Hospital-acquired MRSA, also die Nummer eins der Aufzählung, der sich gern in Krankenhäusern, Pflegeeinrichtungen und Rehabilitationen aufhält. Eben an jenen Orten, wo sich vermehrt kranke, immungeschwächte Menschen aufhalten und eine wunderbare Angriffsfläche für den Keim bieten. Vor allem chronisch Erkrankte wie Dialysepatienten oder Menschen mit häufigen Krankenhausaufenthalten und dauerhafter Pflege haben ein sehr hohes Risiko, MRSA-Träger zu werden.

Den Weg findet das Tierchen über nicht sauber arbeitendes Klinikpersonal. Vorneweg die Ärzte, gefolgt von Schwestern und Pflegern, sorgen für eine schnelle Verbreitung. Dabei kann man mit einer ganz einfachen Hygienemaßnahme für einen schnellen Stopp sorgen: **Hände waschen und desinfizieren!**

Und zwar nicht einmal morgens und einmal abends, sondern vor und nach jedem Patientenkontakt! Auch das Stethoskop und die anderen Untersuchungsinstrumente gehören desinfiziert.

Natürlich kommt es im täglichen Nahkampf gegen und mit dem Patienten schon mal zu Nachlässigkeiten. Man steht im 3-Bett-Zimmer, will allen die Hand schütteln und vergisst zwischen dem Austausch von Höflichkeiten die Händedesinfektion. So kann tatsächlich die Übertragung geschehen. Das muss allerdings nicht immer der MRSA sein. Sie sind auch nicht erfreut, wenn ich Ihnen beim Händeschütteln den Norovirus näherbringe, und werden bei den folgenden Sprints zur Toilette nicht wirklich nett über mich denken.

Weiterhin ist es wichtig, die Menschen, die MRSA-Träger sind, so früh wie möglich zu erkennen. Deswegen werden bei Risikopatienten bereits in der Ambulanz Proben aus Nase, Rachen und verdächtigen Körperstellen genommen. Keine Angst! Es handelt sich nur um Abstriche mit einer Art zu langem Wattetupfer. Bei positivem Nachweis erfolgen die Isolierung und die Sanierung – zwei Begriffe, die man sonst eher mit dem Häuslebau in Verbindung bringt.

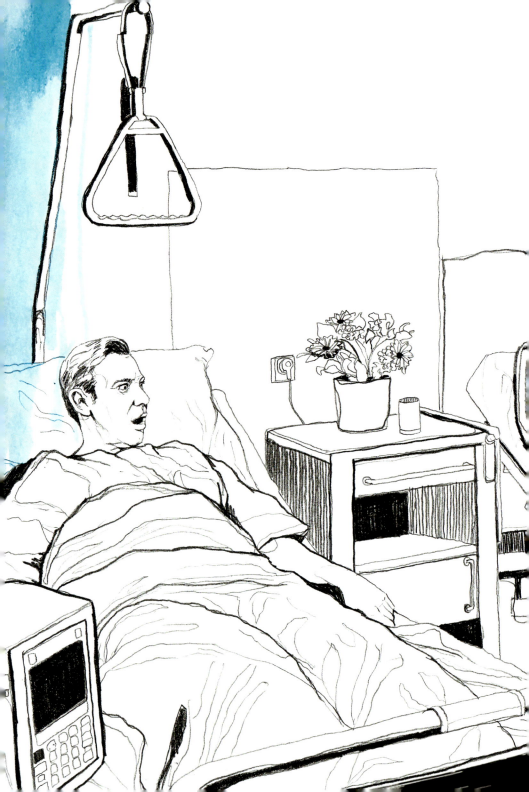

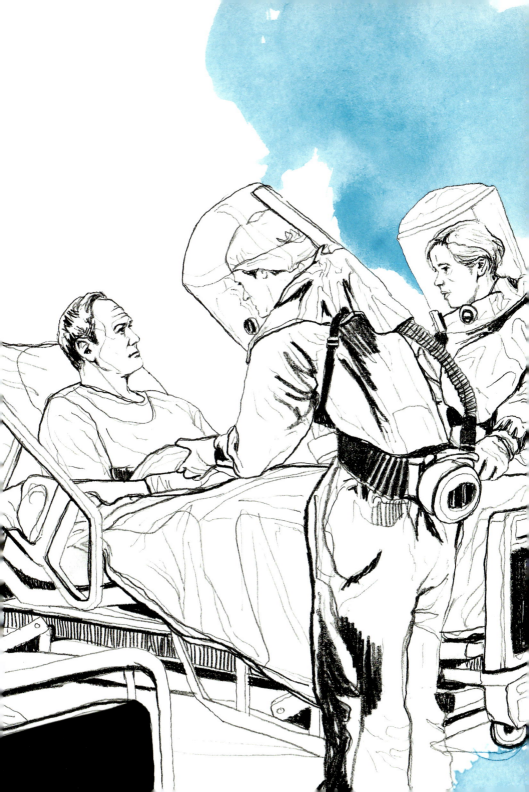

Bisher wurde jeder nachgewiesene MRSA-Träger in Einzelhaft genommen und durfte sein Zimmer nicht verlassen. Behandelnde Ärzte oder Pflegekräfte sowie Familie und Freunde durften das Zimmer nur mit Kittel, Mundschutz und Handschuhen betreten.

Je nach Lokalisation des Bakteriums kann die Sanierung beginnen. Sitzt es nur auf der Haut oder in der Nase, wird eine Salbe mit einem Antibiotikum mehrere Tage aufgetragen, Bettwäsche und Kleidung werden systematisch gewechselt. Nach einigen Behandlungstagen werden erneut Abstriche genommen: Mit ein bisschen Glück sind Sie wieder MRSA-frei und gehören nicht mehr zu den Geächteten.

Übrigens sind die Holländer nicht nur in Sachen Fritten, sondern auch beim MRSA besser. Bereits seit den 1980ern werden Patienten, die ins Krankenhaus kommen, konsequent isoliert und bei Nachweis von MRSA gnadenlos behandelt. Zudem sind die ärztlichen Kollegen deutlich restriktiver, was die Behandlung mit Antibiotika betrifft.

In vielen Krankenhäusern findet mittlerweile ein Umdenken in Bezug auf die Isolierung statt. Handelt es sich um einen geistig klaren Patienten, der sich an gewisse Regeln und Vorgaben halten kann, darf er mit einem anderen Patienten, der kein MRSA-Träger ist, in einem Zimmer zusammengelegt werden und dieses sogar für kleinere Spaziergänge verlassen. Er darf nur keinen näheren Kontakt zu anderen Patienten oder Krankenhausmitarbeitern haben. Ärzte, Schwestern und Pfleger müssen sich verkitteln und mit einem Mundschutz versehen sein, wenn sie am Patienten arbeiten.

Jeden Tag muss der behandelnde Arzt mit den Schwestern neu evaluieren, ob der MRSA-Besitzer sich adäquat verhält und die Regeln befolgt. Die Unsicherheit bei den entscheidenden Ärzten ist natürlich sehr hoch, weil durch öffentliche Panikmache ein völlig verzerrtes Bild in der Bevölkerung entstanden ist, was nur langsam durch ein neues ersetzt werden kann. Und ich will an dieser Stelle nicht den Eindruck einer Verharmlosung erwecken. Leider waren und sind wir Ärzte aufgrund von Unwissenheit und falscher Entspannung im Umgang zu einem großen Teil die Erschaffer des Krankenhaus-MRSA und viel zu viele Menschen sind an einer MRSA-Infektion gestorben. Doch nur eine sachliche Auseinandersetzung sowie Aufklärung unter den Ärzten UND unter der Bevölkerung können eine weitere Ausbreitung verhindern oder zumindest deutlich verlangsamen.

Überzogene Erwartungen seitens ungeduldiger Patienten, die vom Hausarzt bei etwas Husten, Schnupfen und Heiserkeit mit Antibiotika behandelt werden wollen, falsche antibiotische Therapien bei bakteriellen Erkrankungen und natürlich eine Bevölkerung mit einem hohen Anteil an alten und sehr alten Menschen mit vielen Erkrankungen und Therapien sind Ursachen, die die Resistenzbildung diverser Bakterien begünstigen.

Zusammengefasst heißt das für Sie:

- MRSA-Träger müssen nicht zwingend isoliert werden. Zweifeln Sie bitte nicht am Verstand Ihres Arztes – zumindest nicht deswegen.
- Sollte bei Ihnen eine Besiedlung durch MRSA festgestellt werden, bleiben Sie bitte ruhig. Wenn Sie nicht zu einer Risikogruppe gehören, wird das Bakterium Ihnen nur wenig anhaben können.
- Bitte halten Sie sich im Krankenhaus penibel an die vorgegebenen Hygienemaßnahmen. Je besser diese umgesetzt werden, desto höher ist die Wahrscheinlichkeit, den MRSA wieder loszuwerden. Zusätzlich wird der Keim entweder lokal oder systemisch antibiotisch bekämpft.
- Helfen Sie mit, die Ausbreitung multiresistenter Keime zu vermeiden. Nicht immer benötigt man ein Antibiotikum, nur weil das Näschen läuft. Besprechen Sie mit Ihrem Arzt, ob Ihre Erkrankung wirklich eine antibiotische Therapie verlangt.
- Ansonsten: Unterstützen Sie die alternative Landwirtschaft. Jeden Tag Fleisch zu essen, ist ungesund, außer Sie jagen es selbst.

Die Funktionsabteilungen
Schön, wenn's funktioniert

Jede Fachrichtung hat Funktionsabteilungen, in denen Sie während Ihres Krankenhausaufenthaltes je nach Lage Ihres Falles mehr oder weniger Zeit verbringen dürfen.

Aber was sind Funktionsabteilungen eigentlich? Sie dienen der Diagnostik und Verlaufsbeurteilung Ihrer Erkrankung. Gerade wir Internisten haben verwirrend viele Funktionsabteilungen – wir verlieren uns auch gern mal darin. Ich zähle mal die auf, in denen ich mich ein wenig zu Hause fühle:

Die kardiologische Funktionsabteilung mit:
- Transthorakaler Echokardiografie (TTE): Ultraschalluntersuchung des Herzens von außen
- Transösophagealer Echokardiografie (TEE): Ultraschalluntersuchung des Herzens von innen, gern von Ärzten als Schluckecho verniedlicht
- Stressultraschalluntersuchung des Herzens wie die TTE, aber Sie müssen dabei Fahrrad fahren oder bekommen ein Medikament, das Ihr Herz richtig auf Touren bringt

Die pneumologische Funktionsabteilung mit:
- Bodyplethysmografie: Ich muss immer nachschauen, wie man es richtig schreibt. Sie sitzen in einer Kammer und einer schreit, dass Sie nach bestimmten Vorgaben ein- und ausatmen sollen. So wird die Funktion Ihrer Lunge überprüft.
- Bronchoskopien, die Lungenspiegelungen, teilweise mit Fremdkörperentfernung oder Probeentnahme aus verdächtigen Lungenveränderungen
- Pleuradrainagen: Ein kleiner Schlauch wird in der Pleurahöhle angelegt, der Eiter oder andere Flüssigkeiten ablässt.

Die gastroenterologische Funktionsabteilung mit:
- Sonografie des Abdomens, also Ultraschall von den Bauchorganen
- Sonografisch gesteuerter Punktion von unklaren Raumforderungen wie beispielsweise ein Knubbel in der Leber, der da nicht hingehört
- Ösophagogastroduodenoskopie: Spiegelung der Speiseröhre, des Magens und von Teilen des Dünndarms, teilweise mit Entnahme kleiner Proben oder Stillen einer Blutung, wenn der Patient mal wieder wochenlang Ibuprofen ohne Magenschutz eingenommen hat
- Koloskopie: Untersuchung des Darms
- ERCP, die endoskopisch retrograde Cholangiopankreatikografie: Dahinter verbirgt sich ein endoskopisches Verfahren zur Darstellung der Gallenwege, zum Beispiel, wenn ein Gallenstein steckengeblieben ist – Frauen berichten, dass das in Sachen Schmerz durchaus mit einer Geburt zu vergleichen ist.

Die hämatoonkologische Funktionsabteilung mit:
- Knochenmarkpunktion

Optimalerweise werden die Untersuchungen, die für Sie notwendig sind, bereits in der Ambulanz durch den aufnehmenden Arzt angemeldet. Dafür sollten ihm Ihr Krankheitsbild und die dazugehörige Diagnostik allerdings geläufig sein – und da ist der erste Stolperstein. Erinnern Sie sich noch aus dem ersten Kapitel, welche Ärzte in der Ambulanz arbeiten? Sollte der Arzt dort an die richtigen Dinge denken und die für Sie wichtigen Untersuchungen anmelden, können Sie davon ausgehen, dass entweder das Computersystem, in dem die Anmeldung erfolgte, aussetzt und Ihre Anmeldung anderweitig verloren geht. In Häusern, in denen die Anmeldung noch über Papier stattfindet, sind die Chancen, dass diese verloren gehen, ebenfalls beachtlich. Die Erfahrung lehrt: Handschriftliche Anmeldungen

aus der Ambulanz erreichen eigentlich nie den Zielort im Krankenhaus. Doof ist nur, dass der Kollege, der Sie aufgenommen hat, bei
der Übergabe an den Stationsarzt von seinen umfassenden diagnostischen Heldentaten berichtet, da er ja nichts von dem schwarzen
Loch weiß, in dem alles, was die Ambulanz verlässt, verschwindet. In
blindem Vertrauen wird sich Ihr behandelnder Arzt darauf verlassen,
dass es läuft, bis Sie ihm nach drei oder vier Tagen zufällig erzählen,
dass Sie Ihr Zimmer bisher nur für den täglichen Gang zum Kiosk
verlassen haben, dass also von Untersuchungen in den Funktionsabteilungen keine Spur ist.

Aber es gibt auch den Fall, dass alles läuft wie geplant, und Sie
werden tatsächlich in eine der vielen Funktionsabteilungen überstellt.
Dass trotzdem lange nicht alles wie geplant ablaufen muss, zeigt die
folgende kleine Übersicht der möglichen Vorabkomplikationen:

Sie sind also kurz vor dem Untersuchungszimmer, in dem beispielsweise die Darmspiegelung erfolgen soll. Dafür sollen Sie sediert, also
schlafen gelegt werden. Sie haben in den vergangenen 24 bis 36 Stunden fleißig zwei bis drei Liter glibbrige Flüssigkeit getrunken, um
endlich von der Schwester oder dem Pfleger das Okay zu bekommen,
dass der Darm sauber ist. Das erfolgt durch Sichtung Ihres Stuhl-
gangs, verbunden mit einem entzückten Ausruf: „Es sieht aus wie
Kamillentee, alles sauber!"

Also liegen Sie absolut sauber auf dem Gang der Funktionsabteilung und warten auf die große Hafenrundfahrt. An sich kann nichts
mehr schiefgehen, das Netzhöschen haben Sie bereits an und das
Hungergefühl – Sie sind ja seit dem Abend zuvor nüchtern – hat
auch etwas nachgelassen. Tatsächlich werden Sie nach kürzester Zeit,
also nach knapp einer Stunde, in einen der Endoskopieräume gefahren, in dem sich mehrere Blaumänner und Blaufrauen rührig tum-
meln und um Sie herumwieseln. Übrigens: Jeder Arbeitsplatz hat
seine eigene Funktionskleidung und Farbe. So tragen die Mitarbeiter im OP fast immer Grün, Mitarbeiter auf der Frauenstation oder

Hebammen gern Rosa und auf der Intensivstation und in der Endoskopie hat man blau zu sein, also am besten nur von der Kleidung her. Versuchen Sie erst gar nicht, Ihren Arzt ausfindig zu machen. Der ist nämlich noch nicht da, sondern rauscht erst gottgleich herbei, wenn man Sie komplett vorbereitet hat. Dazu gehört die Überwachung der Vitalparameter, dazu gehören die Sauerstoffsättigung über die Klammer an Ohr, Zeh oder Finger, der Blutdruck über die unangenehme Manschette am Oberarm und die Herzfrequenz. Dann setzt man Ihnen eine Nasenbrille auf, über die der Sauerstoff Ihre Lungen erreicht. Nun erfolgt die Dokumentation der zu erledigenden Prozeduren (große Hafenrundfahrt) und letztlich stellt eine findige Schwester fest, dass Sie zwar eine Aufklärung erhalten haben, aber der deutschen Genauigkeit noch nicht Genüge getan wurde. Hier gibt es einige mögliche Fälle:

- Es handelt sich um die Aufklärung für eine ganz andere Untersuchung.
- Sie haben unterschrieben, aber der Arzt nicht.
- Der Arzt hat unterschrieben, aber Sie nicht.
- Keiner von beiden hat unterschrieben.
- Beide haben in dem Teil der Aufklärung unterschrieben, in der der Patient die Untersuchung ablehnt.
- Sie haben beide richtig unterschrieben, aber Sie dürfen gar nicht unterschreiben, weil Sie entmündigt sind und einen Betreuer haben.
- Sie haben beide unterschrieben, aber nicht den Teil, in dem es um die Sedierung geht.
- Sie haben beide unterschrieben, aber nicht auf der Aufklärung, die den Weg in die Funktion gefunden hat.

Jetzt wird der untersuchende Arzt angerufen, der selbstredend not amused ist. Immerhin trägt er bei der Untersuchung die Verantwortung und muss dafür Rechenschaft ablegen, wenn es denn mal schiefläuft. Deswegen wäre es schön, wenn Sie über alle möglichen Eventualitäten und Risiken der Untersuchung informiert werden, damit Sie nachher nicht sagen, dass Sie davon nichts gewusst hätten. Wenn Sie Pech haben, war es das mit der Darmspiegelung und es geht für Sie wieder zurück auf Station. Leider zu recht, da es auch in Ihrem Sinn sein sollte, dass die Untersuchung regelgerecht abläuft. Aber vielleicht haben Sie auch Glück und der Untersucher hatte einen bisher guten Tag und will Sie an seinem Glück teilhaben lassen. Er bietet Ihnen an, Sie quasi an Ort und Stelle aufzuklären. Tolle Sache, aber eigentlich nicht wirklich lege artis, weil der Patient das Recht auf 24 Stunden Bedenkzeit hat. Sprich: Zwei Minuten vor der OP den Patienten entscheiden zu lassen, ob der Kopf ab soll oder nicht, ist nicht erlaubt. Aber wie immer gibt es eine Grauzone. Ein geschickter Arzt wird Sie nur die Aufklärung unterschreiben lassen, wenn Sie auch den Zusatz unterschreiben, dass Sie keine 24 Stunden Bedenkzeit hatten, aber damit einverstanden sind – und wenn Sie damit leben können, kann er es auch.

Endlich! Die Aufklärungsarie ist vorbei und jetzt geht's los. Eine nette Blaufrau beugt sich über Sie mit den Worten: „Jetzt werden Sie gleich schlafen." Dabei zieht sie die Bettdecke weg und sucht nach der Braunüle, also einem venösen Zugang, den Sie natürlich nicht haben, weil Sie zum Beispiel

- bisher eine Braunüle verweigert haben.
- die Braunüle, die Ihnen gestern gelegt wurde, in der Nacht beim Rumwälzen oder heute Morgen beim Waschen verloren haben.
- so schlechte Gefäße haben, in die selbst der Oberarzt bisher keine Braunüle gelegt bekommen hat.
- tolle Gefäße haben, leider aber ein PJ-Student Ihnen die Braunüle legen sollte, der aber kein einziges Mal die Vene getroffen hat und Sie nach dem fünften ein weiteres Mal verweigert haben, um den Blutverlust in Grenzen zu halten.

- mit dem Bettnachbarn verwechselt wurden, der heute nach Hause gehen darf, und Ihnen eine ambitionierte Pflegehilfe den venösen Zugang kurz vor der Untersuchung gezogen hat.

Die Stimmung erreicht einen erneuten Tiefpunkt. Der Ihnen bisher sehr wohlgesonnene Arzt versucht, nicht die Fassung zu verlieren und den Assistenzarzt zu erreichen, damit er jemanden hat, den er anschreien kann – unschuldig oder nicht. Aber leider hat der bisherige Stationsarzt nach seinem Dienst frei und von dem neuen Kollegen kennt der Untersucher halt nicht die Telefonnummer.

Nun gibt es zwei Möglichkeiten: Wenn Sie Pech haben, geht's für Sie wieder nach oben auf die Station, da der Oberarzt ein Exempel statuieren will, auch wenn es auf Ihre Kosten geht.

Tatsächlich geht's bei alledem natürlich nur um Kommunikation. Und zwar um Kommunikation zwischen Schwestern und Pflegern, Kommunikation zwischen Ärzten und Pflegepersonal und zwischen Arzt, Pflege und Patienten. Nicht selten glaubt Letzterer sowieso, am besten zu wissen, was er für die kommende Untersuchung benötigt.

Natürlich könnte man nun argumentieren, dass das Legen eines solchen Zugangs, also einer Braunüle, wohl keine fünf Minuten dauert. Aber damit würde man den Untersuchungsabläufen in einer Endoskopie einfach nicht gerecht, da diese auf die Minute genau terminiert sind.

Außerdem gibt's eben auch das Gefäßwrack, das nach 60 Jahren selbst gedrehten Roth-Händle einfach keine sichtbaren Venen mehr hat. In der Endoskopie verliert man an der Stelle kostbare Zeit, um eine Kinderbraunüle irgendwie an der richtigen Stelle in den Patienten reinzuzwieseln. Dadurch kommt es zu Verzögerungen, Rückstau und langen Wartezeiten für die folgenden Patienten. Und wenn dann noch ein Notfall kommt, ist der Terminplan Geschichte und die eben noch erträgliche Stimmung auch.

Mit etwas Glück legt Ihnen der Arzt ohne große Erklärungen einen sogenannten Stauschlauch an den Oberarm, dadurch sind die Venen besser gefüllt und werden tast- und sichtbarer, und mit einem kleinen Stich haben Sie die Braunüle in der Handvene und es kann losgehen. Ob es also an den Unterschriften oder der Braunüle scheitert, hängt von vielen Dingen ab – so ein Krankenhaus ist eben ein komplexes Gebilde mit unzähligen Vorschriften und Handlungsanweisungen, die mal beachtet und mal aus ganz praktischen Erwägungen außer Kraft gesetzt werden, meist in Abhängigkeit von den Beteiligten. In jedem anderen Berufszweig gibt es das so oder so ähnlich auch.

By the way: Es gibt durchaus schönere Dinge als eine Magen-Darm-Spiegelung. Oder Rektoskopie. Die Vorstellung, dass mehrere fremde Menschen sich mit seinen intimen Körperzonen beschäftigen, erfreut zumindest im Krankenhaus niemanden. Und manchmal fragen mich Freunde, ob die dort tätigen Ärzte und das Funktionspersonal über die Patienten witzeln oder sich über körperliche Unzulänglichkeiten lustig machen, während der Patient schläft. Aus meiner Erfahrung kann ich das komplett verneinen. Jeder Patient wird auch nach der Sedierung mit Respekt und Anstand behandelt. Da wird kein dummer Spruch gerissen oder gelästert, jeder kommt seiner Arbeit nach. Und ganz ehrlich: Wer täglich an anderen Menschen „rumschraubt" und ständig irgendwelche Körperöffnungen nicht nur sieht, sondern auch beurteilt und therapiert, blendet den Menschen dahinter zumindest während der Intervention aus. Man ist fokussiert auf die Untersuchung und zufrieden, wenn das Ganze ohne Zwischenfälle abläuft. Sobald ich den Patienten wieder auf Station antreffe oder gar außerhalb des Krankenhauses, sehe ich ihn wieder als Ganzes und habe alles andere vergessen. Und ich bin froh, dass das so ist, denn auch ich muss zu Vorsorgeuntersuchungen und kenne dieses Gefühl.

Jetzt haben Sie alles gut überstanden, Sie sind wieder wach und haben auch tatsächlich nichts gespürt. Also geht's kurz in den

„By the way: Es gibt durchaus schönere Dinge als eine Magen-Darm-Spiegelung."

Aufwachraum und wenn Sie da keinen Unsinn machen, wie einen Blutdruckabfall, seltsame Herzschläge oder zu wenig Luft zu bekommen, werden Sie nach knapp einer Stunde auf Ihr Zimmer gebracht.

Nun sollten Sie etwa eine Stunde Disziplin wahren und nicht sofort das Frühstück und das Mittagessen verschlingen. Nach einer solchen Prozedur hat man oft noch etwas schläfrige Reflexe. Dazu gehört auch das Schlucken und Sie laufen Gefahr, das eine oder andere nicht in den Magen, sondern auf direktem Weg in die Luftröhre und Lungen zu befördern.

Sie würden direkt wieder in der Endoskopie landen und ich dürfte mich daran versuchen, diese Nahrungsreste aus der Lunge zu bergen, damit Sie wieder genug Luft bekommen und weil Sie sonst Gefahr laufen, eine sogenannte Aspirationspneumonie – eine sehr schwer verlaufende Lungenentzündung – zu entwickeln. Also auch hier keine Schikane, sondern nur wohlwollende Vorsorge.

Nun heißt es, mehr oder weniger gelassen auf die Ergebnisse zu warten. Je nach Untersuchung wurden Ihnen nämlich klitzekleine Biopsien rausgezwickt, die von einem Spezialisten beurteilt werden. Je nach Ort der Biopsie sollten da ganz spezielle Zellen sein. Der Pathologe prüft das nach und sucht auch nach malignen, also bösartigen Zellen. Je nach Prozedur kann das zwei bis vier Tage dauern. Sind Sie nur für diese Untersuchung eingewiesen worden, müssen Sie diese Zeit nicht im Krankenhaus verbringen, sondern dürfen meist einige Stunden nach der Untersuchung in Begleitung nach Hause und stellen sich dann wieder zur Nachbesprechung vor.

Wie gefährlich sind Narkosen wirklich?

Ich kann mich sehr gut an einen Westernklassiker erinnern, den ich als kleiner Junge sehen durfte. Der Held, ein griesgrämiger Cowboy, ich meine, es wäre Clint Eastwood gewesen, war von den Komantschen mit einem Pfeil in die Schulter getroffen worden und lag verletzt irgendwo in der Walachei. Sowohl mir wie auch ihm war klar, dass der Pfeil irgendwie raus musste und dass die Wunde danach auch desinfiziert werden sollte. Dementsprechend bereitete der Held eine kleine Operation vor. Er legte ein Messer bereit, holte etwas Schießpulver aus einer Pistolenkugel, etwas Schnaps, woher auch immer er ihn hatte, dazu ein kleines Sturmfeuerzeug und natürlich Zigaretten. Mit der brennenden Fluppe im Mund entfernte er mit einem Ruck erst mal den Pfeil, um dann schmerzverzerrt und schwer atmend den Schnaps am Hals anzusetzen und die halbe Flasche in einem großen Zug zu leeren. Den Rest goss er sich über die Wunde, setzte dann das Messer mit dem Schießpulver an die Wunde und zündete mit dem Feuerzeug das Schießpulver, sodass es zum Ausbrennen der Wunde kam. Aus heutiger Sicht eine sehr fragwürdige Methode, aber ich weiß, dass er kurze Zeit später wieder kampfbereit auf seinem Pferd in die Sonne ritt.

Worauf ich eigentlich hinauswill, ist, dass man in dieser Szene letztendlich die sehr unzureichenden Narkose- und Analgesieversuche (Analgesie = Ausschalten von Schmerz) der damaligen Zeit sah. Durch das Trinken des Schnäpschens versuchte der Cowboy, den bevorstehenden Schmerz zu lindern und den Schmerz anders wahrzunehmen. Auch wenn das natürlich heldenhaft überzeichnet war, so weit entfernt davon waren die realen Methoden damals gar nicht.

„Narkose" kommt aus dem Griechischen und bedeutet so viel wie Betäuben, Erstarren oder Schläfrigkeit. Die Narkose soll zum einen eine Schmerzfreiheit garantieren, aber dem Operateur zum anderen die Möglichkeit geben, ganz in Ruhe seinem Tagwerk nachzugehen, ohne dass der Patient einen Flickflack schlägt, während ein Skalpell in ihm steckt.

Vor 1846 gab es keine Narkose im herkömmlichen Sinn – die armen Leidenden bekamen Pflanzenextrakte zur Linderung. Darunter waren Schlafmohnkapseln, Hanf und Kokablätter, also alles, was heute noch in der Drogenszene am Bahnhof zu finden ist. Das Ganze gern mit alkoholhaltigen Getränken kombiniert. Weiterhin wurde die Alraune in sogenannten Schlafschwämmen den Patienten auf das Gesicht gedrückt, in der Hoffnung, dass möglichst viel von dem Extrakt eingeatmet und resorbiert würde, um einen narkoseähnlichen Zustand zu erreichen. Alternativen waren das Abbinden von betroffenen Körperteilen oder die Kompression der Halsschlagader, was dann zur Ohnmacht führte. Diese Methode ist übrigens heutzutage bei einigen Jugendlichen wieder sehr angesagt und zum zweifelhaften Vergnügen geworden, da sie sich durch die Unterversorgung mit Sauerstoff und die Ohnmacht einen rauschähnlichen Kick erhoffen. Da es allerdings ziemlich schwierig für den Komprimierenden ist, den Kick zu erfassen, kommt es teilweise zu sehr unglücklichen Verläufen, die mit dem Tod enden können. Ich neige dazu, bei dieser Sportart ähnlich wie bei den S-Bahn-Surfern Darwin zu zitieren: „Die natürliche Auslese sorgt dafür, dass immer die Stärksten oder die am besten Angepassten überleben." S-Bahn-Surfer und Narkosefans gehören wohl nicht dazu.

Zurück zur Narkose. Im Oktober 1846 gelang es einem Zahnarzt, mithilfe von Äther eine kleinere OP an einem Patienten durchzuführen. Der Patient war zwar alles andere als ruhig und bewegungslos, konnte sich aber zumindest nicht an den Eingriff erinnern und verneinte auch Schmerzen. Obwohl in Japan bereits 40 Jahre zuvor eine ähnliche Narkose stattgefunden hatte, gilt die Narkose von William Thomas Green Morton, so hieß der Zahnklempner, als erste dokumentierte erfolgreiche Anästhesie. In den folgenden Jahrzehnten entwickelte man weitere Narkotika wie Chloroform, sehr gern in den

1950er-Jahre-Gangsterfilmen verwendet, um hübsche reiche Frauen zu entführen.

Heutzutage soll eine gute Narkose folgende vier Dinge erreichen:

- Das Bewusstsein soll ausgeschaltet werden.
- Das Schmerzempfinden soll ausgeschaltet werden.
- Der Patient sollte bewegungslos sein.
- Nach der Narkose sollte der Patient eine Amnesie über den Zeitraum haben.

Im Unterschied zu einer Sedierung sind Sie nicht mehr erweckbar, Sie sind nicht mehr in der Lage, allein zu atmen, und demzufolge werden die Atemwege durch den Anästhesisten gesichert.

Um das alles zu garantieren, läuft eine Narkose typischerweise wie folgt ab:

Die letzte Mahlzeit erhalten Sie am Abend vor der OP, was nicht dazu dient, Sie zu quälen, sondern um das Risiko zu vermindern, dass Restspeisen im Magen sind, die im Rahmen der Narkose über die erschlaffte Speiseröhre und unterstützt durch fehlende Schutzreflexe in die Lunge geraten können und dort schwere Lungenentzündungen verursachen. Deswegen immer mit leerem Magen zur OP! Selbst das Rauchen von Zigaretten vor der OP sollte tunlichst entweder komplett unterlassen oder mit einem deutlichen Abstand erfolgen, da das Nikotin auf das Herz-Kreislauf-System wirkt. Wer dennoch nicht verzichten kann, raucht seine letzte Kippe am besten, wenn der Mond am höchsten steht und lange vor dem Morgengrauen.

Nachdem Sie morgens in Ihr Hemdchen und die Netzhose gestiegen sind, sollten Sie kurz vor der Fahrt in den Operationssaal die sogenannte Prämedikation erhalten. Dabei handelt es sich meist um ein Tablettchen aus dem Formenkreis der Benzodiazepine, das Sie etwas entspannen soll. Benzodiazepine wirken nämlich angstlösend und Sie glauben gar nicht, wie beliebt dieser Wirkstoff bei älteren

Damen ab 60 Jahren in Deutschland ist. Da herrscht ein Drogenhandel ungeahnter Größe und jeder Grasdealer würde vor Neid erblassen, mal ganz abgesehen davon, dass die meisten seiner Klienten wahrscheinlich nicht so gut betucht sind.

Gut gelaunt und halbwegs entspannt geht es nun in den Operationsbereich. Zuerst werden Sie geschleust. Da die Operationssäle räumlich vom Rest getrennt sein sollen, existiert immer eine Schleuse, in die Sie vom OP-Team über einen fahrbaren Tisch in das OP-Bett bugsiert werden. Ich habe da eine ziemlich traumatische Erfahrung hinter mir, da ich in meinem Heimatkrankenhaus diese Schleusung am eigenen Leib erfahren durfte: Ich hatte mir die Mittelhand gebrochen und musste sie operativ wieder richten lassen. Nun weiß ich, was das für ein mieses Gefühl ist, wenn man wie ein Stück Fleisch in Netzhöschen von einem Bett ins nächste gezogen wird. Es muss zwar sein, aber schön ist anders.

Aber jetzt befinden Sie sich ja an Ort und Stelle. Der Narkosearzt nimmt Sie in Empfang und kontrolliert noch mal, ob Sie wirklich Herr X sind, der die Operation Y erhalten soll. Wenn alles seine Richtigkeit hat, erfolgt die Narkoseeinleitung. Wie bereits beschrieben, erhalten Sie je nach Größe und Gewicht das sedierende Medikament, das schmerzausschaltende Medikament und das muskelrelaxierende Medikament. Je nach individuellem Bedarf können natürlich noch andere Medikamente nötig sein. Bevor Sie „Piep!" sagen können, hat die Wirkung eingesetzt und die Narkose sollte ihre Pflicht tun. Da Sie nun wirklich sehr, sehr tief schlafen und man Ihnen ein Mittel gegeben hat, das zu einer Erschlaffung der gesamten Skelettmuskulatur führt, stellen Sie dementsprechend auch Ihre Atmung ein. Weil eine eingestellte Atmung kein dauerhaftes Konzept ist, übernimmt der nette Narkosearzt Ihre Atmung und sorgt dafür, dass Ihre Organe auch über die Dauer der Narkose mit Sauerstoff versorgt werden. Das geschieht über die Intubation mit folgender Beatmung. Der Arzt kann mithilfe eines Laryngoskops, eine Art Spatel mit Scheinwerfer,

Ihren Kehlkopf so einstellen, dass er Ihre Stimmlippen sieht, die den Eingang zur Luftröhre bilden. Mit etwas Geschick fädelt er einen etwa sieben bis 8,5 Millimeter dicken Schlauch, den Endotrachealtubus, durch die Stimmlippen in die Luftröhre und kann Sie nun mit einem Beatmungsgerät so lange beatmen, wie es nötig ist. Anhand von Blutdruck, Herzfrequenz, Sauerstoff- und Kohlendioxidgehalt kann der Arzt einschätzen, ob Sie gut beatmet sind, und gibt dann sein Okay für den Beginn der Operation.

Während der Operation wacht der Anästhesist mit Argusaugen am Kopfende über Ihr Wohl. Regelmäßig werden die Vitalparameter kontrolliert und aufgeschrieben, es wird Blut abgenommen und ebenfalls geprüft. Damit Sie nicht mittendrin aufwachen, erhalten Sie Dauerinfusionen mit den sedierenden und schmerzstillenden Medikamenten. Wenn sich langsam das Ende der Operation abzeichnet, werden die Dauerinfusionen beendet und Sie wachen langsam auf. Ihr Gehirn und Ihre Muskeln sind wieder in der Lage, eine eigene Atmung zu garantieren, und sobald Sie die Augen aufschlagen, sollten Sie ohne den lästigen Tubus sein.

Danach geht's in den Aufwachraum, wo Sie noch einige Zeit überwacht werden, um schließlich endlich auf Station etwas essen und trinken zu können.

Klingt doch eigentlich ganz easy und entspannt, oder? Muss man sich tatsächlich keine Gedanken um Risiken und Komplikationen im Rahmen der Narkose machen? Kann man Risiken und Komplikationen in Zahlen benennen?

Schauen wir uns die perioperative Mortalität an. Darunter versteht man die Sterblichkeitsrate während einer Operation.

Beeinflusst wird die Sterblichkeitsrate durch die Art der Operation, den Gesundheitszustand des Patienten und Probleme bei der Narkosedurchführung. Es ist leicht nachvollziehbar, dass das Risiko zu versterben für einen 20-jährigen gesunden jungen Mann, der sich beim Sport einen komplizierten Schienbeinbruch zugezogen hat, deutlich geringer ist als für einen 80-Jährigen mit Begleiterkrankungen, der durch einen Sturz eine Oberschenkelhalsfraktur erlitten hat. Der Gesundheitszustand beziehungsweise der körperliche Zustand korreliert somit mit dem Risiko einer perioperativen Komplikation.

Die amerikanische Gesellschaft für Anästhesie, die American Society of Anesthesiologists (ASA), schlägt eine Klassifikation der Patienten hinsichtlich des körperlichen Status vor:

ASA 1: normaler, gesunder Patient

ASA 2: Patient mit leichter Allgemeinerkrankung

ASA 3: Patient mit schwerer Allgemeinerkrankung

ASA 4: Patient mit schwerer Allgemeinerkrankung, die eine ständige Lebensbedrohung ist

ASA 5: sterbender Patient, der mit oder ohne Operation voraussichtlich die nächsten 24 Stunden nicht überleben wird

ASA 6: hirntoter Patient, dessen Organe zur Organspende entnommen werden

Und? Welche ASA-Stufe sind Sie?

Leider ist diese Klassifikation nur eine sehr subjektive Einteilung und man sollte eigentlich nicht nach der ASA-Klassifikation auf den Operationsausgang schließen. Aber zumindest bekommt der Anästhesist ein Gefühl für den Patienten und natürlich gab es auch Statistiker, die versucht haben, nach ASA die Sterblichkeitswahrscheinlichkeit während einer Operation vorauszusagen.

In Zahlen ausgedrückt liegt das Risiko, dass ein Patient mit ASA 1 bis 2 – jemand, der also ziemlich gesund ist – die Operation nicht überlebt, bei 0,05 bis 0,5 Prozent, während bei ASA 4 die Wahrscheinlichkeit zu versterben bei bis zu 25 Prozent liegt. Aber das ist natürlich nicht durch alleinige Narkosekomplikationen bedingt, sondern durch die Schwere der Erkrankung oder die eventuell dadurch deutlich größere Operation.

Tatsächlich haben schlaue Köpfe anhand von retrospektiven Studien mit vielen Patienten errechnet, dass die Wahrscheinlichkeit, dass ein gesunder Patient im Rahmen der Narkose verstirbt, bei 0,4 pro 1.000.000 Narkosen liegt. Aufgerundet: Sie müssen also der 2,5-millionste Patient sein, um dem Anästhesisten so richtig den Tag zu versauen. Die Wahrscheinlichkeit, auf dem Weg zum Krankenhaus überfahren zu werden, ist übrigens deutlich höher.

Jetzt muss man natürlich den Grund, warum man sich in Narkose setzen lässt, in Relation mit diesem Risiko bringen und entscheiden, ob man es tragen möchte oder nicht. Oder auf Medizinerlatein: Stimmt die Indikation? Wir sind uns wahrscheinlich einig, dass lebensbedrohliche Erkrankungen oder schwere Unfälle die Entscheidung für eine OP vereinfachen – und zwar für beide Seiten, also für den Arzt, der Sie in Narkose setzt, und für Sie als Geschädigter, wenn Sie denn noch entscheidungsfähig sind. Chronische Schmerzen an Hüfte oder Knie sind ebenfalls gut vertretbare Indikationen für eine Operation mit damit verbundener Narkose. Chronische Schmerzen schränken in den meisten Fällen die Lebensqualität so drastisch ein, dass Patienten oft alles tun, um einigermaßen schmerzfrei zu leben.

Schwierig wird es für mich, wenn es um körperliche Eitelkeiten geht: kleine Pummelfeen, die lieber eine Fettabsaugung über sich ergehen lassen, statt einfach mal gesünder und vor allem weniger zu essen. Frauen, die statt Doppel C unbedingt Doppel D vor ihrem Brustkorb brauchen. Alle Narkosen, die Mann oder Frau deswegen macht, um irgendwie schöner auszusehen, bewerte ich ziemlich kritisch. Wegen „dicken Titties" einen lebensgefährlichen Narkosezwischenfall zu erleiden, ist meiner Meinung nach kein Heldentod.

Eine häufig gestellte Frage an die Anästhesisten ist auch, ob Narkosen blöd machen. Bei einem kleinen Teil der Kundschaft kann ich versichern, dass er keine Sorgen haben muss, weil noch blöder nicht möglich ist. Aber wir wollen uns ja hier ernsthaft mit Ihren Ängsten beschäftigen. Eine Narkose macht wahrscheinlich nicht blöd, aber schlauer eben auch nicht. Als Dauereinschlafhilfe ist sie, wie man am Beispiel von Michael Jackson gesehen hat, jedoch eher ungeeignet.

Das liegt aber weniger daran, dass sie das Gehirn schädigt, sondern daran, dass Narkose ohne einen Narkosearzt, der neben einem steht und einen beatmet, schlecht ist. Man kann auch sagen: mit dem Leben nicht vereinbar. Wenn jedoch beides zusammenkommt – also Narkose und Narkosearzt –, ist die Wahrscheinlichkeit, dass man die Narkose geistig unbeschadet übersteht, recht groß.

Wie immer kommt es hierbei darauf an, in welchem geistigen Zustand man sich vorher befunden hat. Je älter und kränker man ist, desto größer ist die Wahrscheinlichkeit für ein sogenanntes postoperatives Delir oder Durchgangssyndrom. Das heißt, man wacht aus der Narkose auf und ist erst mal verwirrt. Man weiß nicht, was passiert ist, wo man ist, in welcher Zeit und so weiter. Meistens geht dieser Zustand glücklicherweise nach ein paar Tagen von allein wieder vorbei. Ab einem Alter von 70 Jahren steigt das Risiko, an einem Durchgangssyndrom zu erkranken, um 14 bis 56 Prozent an. Eine bestehende Demenz erhöht die Wahrscheinlichkeit leider zusätzlich. In jüngerem Alter tritt es sehr selten auf. Außerdem hängt das Risiko von Art und Dauer des operativen Eingriffs ab. In der Herzchirurgie ist die Gefahr am größten, danach kommen die Schenkelhalsbrüche und die künstlichen Hüftgelenke. Bei einem kleineren Eingriff wie einer Abszessspaltung, die nur ein paar Minuten dauert, muss man sich auch in höherem Alter weniger Sorgen machen.

Zuletzt muss gesagt sein, dass eine schon vorbestehende kognitive Einschränkung, zum Beispiel bei einer Demenz, eher dazu führt, dass man nach der Narkose erst mal noch verwirrter ist als vorher. Wie gesagt: In den allermeisten Fällen bilden sich die Symptome innerhalb weniger Tage bis zwei Wochen wieder vollständig zurück und man ist wieder klar. Einige zerebrale Zentren bleiben jedoch auf der Strecke und es kommt zu dauerhaften Beeinträchtigungen wie vermehrte Vergesslichkeit oder schlechtere Konzentrationsfähigkeit. Ob das an der Narkose allein oder auch an der Grunderkrankung, der Operation, möglicherweise an Komplikationen und am ganzen damit verbundenen Stress liegt, kann jedoch keiner sagen.

Einzig bei Kindern unter zwei Jahren gibt es Hinweise darauf, dass Narkosen möglicherweise Auswirkungen auf das spätere Gedächtnis- und Erinnerungsvermögen haben könnten. Allerdings wurde in den bisherigen Studien nur eine sehr kleine Zahl von Kindern untersucht und auch hier war rückblickend schwer zu unterscheiden, ob die festgestellten Defizite tatsächlich an der Narkose oder der zugrunde liegenden Erkrankung lagen. Und da Kinder nur selten zum Spaß operiert werden und es immer einen harten Grund geben sollte, kommt man um die OP selten herum. Und noch was für alle Eltern zum Aufatmen: Das kindliche Gehirn ist zwar in den ersten Jahren sehr verletzlich, aber auch extrem reparaturfähig!

In manchen Fällen gibt es Alternativen zur Intubationsnarkose. Zu den Alternativen gehört die Peridural- oder Spinalanästhesie. Darunter versteht man Narkosen, bei denen nur das örtliche Schmerzempfinden ausgeschaltet wird, das Bewusstsein jedoch erhalten bleibt. Der wohl bekannteste Vertreter ist die PDA, die Frauen sich oft zur Geburt legen lassen. Sie haben dadurch weniger Schmerzen, sind aber wach und erleben die Geburt des Kindes geistig völlig klar mit.

Wenn das geistig klare Erleben nicht gewünscht wird, beispielsweise wenn man sich eine Knieprothese einbauen lassen möchte, ist es durchaus möglich und auch üblich, von seinem freundlichen Anästhesisten zusätzlich eine sogenannte Sedierung zu bekommen. Die fühlt sich ein bisschen wie Narkose an, ist aber eigentlich nur ein starkes Schlaf- und Beruhigungsmittel, das meist sogar angenehme Träume macht. Der Unterschied zur Vollnarkose ist, dass man selber atmet, schlucken, husten und sich bewegen kann. Das heißt, bei einer Sedierung schläft man im Prinzip genauso wie nachts im Bett.

Kann man von einer Rückenmarksnarkose gelähmt werden?

Zum Glück ist die von vielen sogenannte Rückenmarksnarkose nur eine rückenmarksnahe Narkose. Deshalb ist das Risiko einer Querschnittslähmung auch äußerst gering.

Mit dem Rückenmark selber will auch der gewiefteste Anästhesist nach Möglichkeit nichts zu tun haben. Drum herum und unten drunter befinden sich allerdings die Nervenbahnen, die vom Rückenmark aus überall in den Körper ziehen. Und dort, also bevor sie sich verzweigen und überallhin verteilen, kann man sie sehr gut betäuben – alle auf einen Schlag sozusagen.

Die Spinalanästhesie ist ein Single Shot, also eine Einmaldosis, die in den Rückenmarkskanal gespritzt wird, aber eben deutlich unterhalb vom Rückenmark. Sie eignet sich beispielsweise sehr gut als Narkose für Knie- oder Fußoperationen.

Bei der PDA wird ein kleiner Schlauch am Rücken direkt an die Nervenwurzeln, die aus dem Rückenmark austreten, eingelegt. Darüber kann man dann im Verlauf einiger Tage immer wieder Schmerzmittel nachgeben.

Das ist zur Geburt oder zur Schmerztherapie nach größeren Operationen ganz gut.

„Was würden Sie denn selbst für eine Narkose nehmen, Doc?"

Ich selbst hatte in meinem Leben drei Operationen. Mit 13 oder 14 Jahren hatte ich pünktlich zu meiner ersten Silvesterparty bei Schulfreunden eine akute Appendizitis, also eine Blinddarmentzündung. Damals gab es noch nicht die Möglichkeit einer endoskopisch geführten Operation, der Bauch wurde halt aufgemacht und das entzündete Stück Darm entfernt – sprich: Narkose, OP, fertig.

Mit 15 verunglückte ich in einem Schwimmtrainingscamp im schönen Spanien. Und zwar rannte ich mit viel Elan und noch mehr Gewalt durch eine bodentiefe Fensterscheibe neben der Tür und amputierte mir dabei die halbe linke Hand mit Sehnen und Nerven. Um es zu perfektionieren, drehte ich mich um und rannte im Schock nochmals durch die restliche Scheibe, um mir dabei das Knie mehrfach zu perforieren. Der spanische Rettungsdienst fuhr mich in ein Krankenhaus, wo man meine Hand wieder zusammenflickte. Das Ganze zwar in einem Operationssaal, aber unter örtlicher Betäubung. Danach durfte ich selbstständig vom Tisch absteigen und zur Tür humpeln. Die Blutspur, die ich hinter mir herzog, zeigte den findigen Operateuren, dass sie mein Knie im Eifer des Gefechts völlig vergessen hatten. Aber das war nicht weiter schlimm, man drehte mit mir eine kleine Runde durch den OP und zack lag ich wieder auf dem gleichen Operationstisch, nur dass nun eine Etage tiefer gearbeitet wurde. Hygienisch gesehen eine Vollkatastrophe, aber das war zu Zeiten, als auch auf deutschen Intensivstationen noch im Schwesternzimmer geraucht wurde. Dennoch haben die spanischen Kollegen Spitzenarbeit geleistet, meine linke Hand ist (abgesehen von ein paar kleinen tauben Stellen) wieder völlig genesen und die paar Narben am Knie haben mich nie gestört, da ich nur selten kurze Röcke trage. Viva España!

Bei meiner dritten Operation ging es wieder um mein Knie. Ich war mittlerweile 38 Jahre alt und bemerkte plötzlich verwundert eine deutliche Funktionseinschränkung meines rechten Knies während der Arbeit im Krankenhaus. Von Schritt zu Schritt konnte ich es weniger beugen und meine Hose schien mir an der Stelle deutlich zu eng geworden zu sein. Mein Knie war voller Flüssigkeit und tat saumäßig weh. Von jetzt auf gleich arbeitsuntauglich, schleppte ich mich zum Radiologen meines Vertrauens, der mich in sein MRT steckte. Mit einer MRT kann man Schnittbilder des Körpers erstellen und das Ganze ohne ionisierende Strahlung wie beim Röntgen, was ja dauerhaft nicht gesundheitsfördernd ist. So lag ich in der Röhre, Kopfhörer im Ohr, weil die Maschine während der Untersuchung sehr laut werden kann, und wunderte mich immer noch. Mein Knie, das 38 Jahre lang keinen Anlass zum Klagen gab, das immer seine Pflicht getan und mich von Ort zu Ort getragen hat, verweigerte nun sozusagen über Nacht komplett die Arbeit. Aber es hatte seinen Grund. Ein akuter Knorpelschaden war die Ursache für die Schmerzen, die Entzündung und die zunehmende Immobilität. Irgendwie hatte ich es geschafft, mir ein kleines Knietrauma zuzufügen, ohne dass ich mich an einen Unfall hätte erinnern können.

Recht schnell war klar, dass das Knie operiert werden musste. Ein wahnsinniger Orthopäde wollte mir eine Knie-TEP einbauen, also ein Kunstknie. Auf meinen Einwand hin, dass ich doch noch unter 40 bin und wenig Lust hätte, bereits in jungen Jahren Cher nachzueifern, zeigte er sich ziemlich uneinsichtig und war sogar beleidigt, dass ich mir noch eine andere Meinung einholen wollte. Leider war auch diese nicht nach meinem Geschmack. Zwar wollte der Kollege nicht alles erneuern, machte mir aber wenig Hoffnung, dass mein Knie wieder völlig in Ordnung kommen würde. Niedergeschlagen sah ich mich quasi schon am Rollator auf die Bühne gehen, der Schritt zum Blasenkatheter wäre dann auch nicht mehr weit. Der Chef meiner allerbesten Ehefrau von allen bekam mein Jammern zufälligerweise mit und gab mir den Kontakt zu einem guten Freund, der seiner Meinung nach der beste Mann für Knie sein sollte.

Er war ein unfassbar rustikaler Typ, medizinischer Betreuer eines größeren Eishockey- und eines Fußballteams der Stadt und ist heute mein persönlicher Knieguru. Der Kontakt war schnell hergestellt und ein paar Tage später lag ich auf der Untersuchungscouch des Arztes. Tatsächlich ist der Ausdruck „rustikal" eher beschönigend. Der Kollege bewegte mein Bein in einer Weise durch, dass ich mir sicher war, dass es nicht nur das Ende meines Knies, sondern auch das Ende meines Beins und meiner Hüfte bedeuten würde. Anschließend drehte er sich mit den Worten zu mir: „Voll im Arsch. Dein Knie ist voll im Arsch." Na danke.

Nach diesen aufbauenden Worten erläuterte er mir, was neben dem Knorpelschaden alles an meinem Knie defekt sei und dass er das Ganze wohl reparieren könne, aber dass ich mir mein geliebtes Joggen in die Haare schmieren könne. Er sei schließlich nicht Gott.

Nachdem der Kollege mein Knie und mich mal so richtig schön beleidigt und demoralisiert hatte, entschied ich mich freudigen Herzens für ihn. Mir ist ja eine rustikale Ehrlichkeit lieber als diese aufgesetzte Höflichkeit, nur weil man Privatpatient ist. Gesagt, getan, wir machten einen Operationstermin aus. Zuvor musste ich mich allerdings auch meinem Narkosearzt, in diesem Fall eine Ärztin, vorstellen, um über die Narkose als solche zu sprechen und eventuelle Alternativen durchzudenken. Hier sind alle Menschen gleich! Das sorgfältige Vorgespräch muss sein, da kommt auch kein Kollege drum rum. Praktischerweise war die Dame nur ein Stockwerk tiefer und so konnte das Gespräch direkt im Anschluss stattfinden. Die Gebieterin über Schmerz und Schlaf war äußerst nett und zugewandt und nachdem sie mich zu meinen Vorerkrankungen (keine), zu Medikamenten (keine), Risikofaktoren (keine), Drogen (keine) und Alkohol (keine, abgesehen von unregelmäßigem Biergenuss) befragt hatte, schlug sie mir eine wunderbare Vollnarkose vor. Ein kurzes Schläfchen, nach der Operation die zügige Extubation – fertig ist die Laube beziehungsweise das Knie.

Jetzt bin ich allerdings einer der Patienten, die immer vom Schlimmsten ausgehen, was in diesem Fall das Nichtmehraufwachen wäre. Deswegen musste sich die liebe Dame ihren Vorschlag direkt aus dem Kopf schlagen, ich wollte lieber eine Behandlung, wie sie Gebärende bekommen: eine Spinalanästhesie. Untenrum taub und obenrum klar – und das Ganze mit ein paar netten Entspannungsmedikamenten. So richtig optimal fand die Kollegin meine Idee nicht, immerhin könne man ja nicht wissen, wie die OP verläuft, und vielleicht würde sie etwas ausufernder und länger und überhaupt. Aus! Nein! Ich will eine Spinalanästhesie! Und nichts anderes. Und eben lustige Medikamente zur Entspannung.

Der Tag der Operation war gekommen. Also eigentlich handelte es sich um einen arthroskopischen Eingriff, eine Gelenkspiegelung und damit formal um eine minimal-invasive Operation mit kleinster Gewebeverletzung. Im Vergleich zu früheren Zeiten, in denen verdächtige oder schmerzhafte Körperregionen großzügig aufgeschnitten wurden, um den Verursacher zu entfernen, können wir in der heutigen Medizin viele größere Operationen durch Hinzunahme der Endoskopie verhindern. Letztendlich verbirgt sich dahinter nichts anderes als ein Spionageangriff der besonderen Art. Als Kind habe ich gern die „YPS" gelesen, eine für Kinderverhältnisse fast wissenschaftliche Zeitung – und das Beste: Es war immer irgendeine Kleinigkeit zum Spielen dabei, heute würde man Gadget dazu sagen.

Oft war es das berühmt-berüchtigte Pupskissen, manchmal – je nach Themenschwerpunkt – war aber auch ein Gerät zum Um-die-Ecke-Gucken dabei. Der Agent von morgen konnte ohne Gefahr die Lage ausspionieren. Das Ganze funktionierte über ein paar Linsen, die im richtigen Winkel zueinanderstanden und so das Licht einfach weiterleiteten. Nichts anderes macht sich die Endoskopie zunutze, obwohl es sich heutzutage um Glasfasern handelt. In starren oder weichen dicken Schläuchen befindet sich eine Optik, mit der man das Innere von Hohlräumen visitieren kann. Entweder ist der Hohlraum schon vorhanden – wie bei einer Darm-, Magen- oder Lungenspiegelung – oder man stellt sich einen her. Bei laparoskopischen Untersuchungen wird für das Endoskop ein kleiner Schnitt durch die Bauchdecke gemacht und ein zweiter, über den Luft in den Bauch eingespeist wird, sodass dieser schön gebläht wird und der Untersucher nun alle Organe untersuchen kann. Der Vorteil: Die Schnitte sind supermini, dadurch ist die Wundinfektion deutlich geringer und Sie als Patient sind schneller fit. Die Liegedauer im Krankenhaus verkürzt sich dramatisch. Allerdings kann man nicht jeden Eingriff so gestalten und damit hat die Methode natürlich ihre Grenzen.

Ich bekam also einen minimal-invasiven Eingriff, der mir als Hypochonder ungefähr genauso groß erschien, als wenn man mir auf dem Schlachtfeld notfallmäßig das Bein hätte amputieren müssen. Die beste Frau von allen fuhr mich in die Klinik und nachdem ich ihr die Betreuungsvollmacht für mein Leben übergeben hatte und sie mir zum tausendsten Mal versichert hatte, dass ich die ganze Geschichte ziemlich sicher überleben würde, streifte ich trotzig die Netzhose und das verdammte Flügelhemdchen über und markierte zur Sicherheit das zu operierende Bein. Dann ging es in die Schleuse zum OP, wo schon die Anästhesistin mit ihrem Team bereitstand, um mich in Empfang zu nehmen.

Bei Aufregung neige ich zu Kalauern und so gewann ich in kürzester Zeit mehrfach den Pokal im Niveaulimbo. Aber ich bin, wie ich bin – also lag ich, schlechte Witze erzählend, in einem Vorraum, in dem ich die Spinalanästhesie bekommen sollte. Eine sehr nette Anästhesiehelferin kam zu mir und erklärte, dass sie mir jetzt einen Zugang legen werde. Ich kenne mich ja und weiß, wo die guten Venen sind, und nur weil ich Arzt bin, heißt das nicht, dass ich auf Schmerzen stehe. Ich ärgerte mich über mich selbst, dass ich nur mein Knie und nicht auch den Venenverlauf markiert hatte. Aufgrund der Tätowierungen ist der nämlich gar nicht so einfach bei mir zu finden und man tut gut daran, meinen Ratschlägen zu glauben. Die beste Vene rechts ist meine Kubitalvene in der Ellenbeuge. Trotz jahrzehntelangem Sport habe ich einfach keine geilen Handvenen. Bei mir gibt's tast- und sichtbare Rohre erst ab Ellenbogen. Und genau das sagte ich der lieben Helferin, die mich aber so nett anlachte, dass ich alles vergaß und mich der Nadel hingab. Autsch, das tat scheiße weh! Die nette Dame hatte mir einen Zugang in die Hand gezwiebelt und drückte mir direkt meine Spaßmacher hinterher. „Da muss so", meinte sie.

Ich dachte nur daran, welche Schmerzen ich meinen armen Patienten mit jeder Braunüle antat. Na ja. Das Teil war drin und alles war gut – gleich würde ich auf einer rosa Welle surfen. Aber meine Hand wurde dick. Es war zu einem sogenannten Paravasat gekommen. Eine Fehllage der Braunüle verhinderte die Weiterleitung der Medikamente zu meinem Kopf und deponierte sie direkt hinter dem Einstich unter der Haut. Na danke. Leider fiel mir kein doofer Witz ein, weil ich schweißgebadet dasaß und die gesamte Menschheit hasste.

Danach kam die Chefin und legte selbst Hand an. Wenigstens sie hörte auf meine örtlichen Empfehlungen und legte das Teil souverän in meine Oberarmvene, wieder bekam ich meine Medikamente. Mein Oberarm wurde hart und prall. Wieder verfehlt. So langsam bekam ich doch leichte Zweifel hinsichtlich der manuellen Fertigkeiten der Anwesenden. Aber da wir Ärzte Selbstzweifel einfach nicht kennen, wechselte die Dame unbeeindruckt schlichtweg den Ort des Geschehens, um sich an meinem anderen Arm zu vergnügen. Erneut ein kleiner Pikser – und dieses Mal saß das Teil. Und wieder der intravenöse Entspannungscocktail. Ich atmete auf! Es gab doch Gerechtigkeit auf der Welt.

Für die Spinalanästhesie sollte ich in eine sitzende Stellung wechseln und einen Katzenbuckel machen. In dieser Position spreizen sich nämlich die Wirbel – um genau zu sein: die Dornfortsätze der Wirbel – auseinander und der Punktierende hat einen größeren Zugang zu dem Gebiet, in das er injizieren will.

Die Spinalanästhesie ist weder großes Hexenwerk, noch tut sie sonderlich weh. Es ist mehr die Vorstellung, dass gerade jemand eine Nadel von hinten in den Rücken steckt, die etwas verstörend ist. Ansonsten ist das Verfahren uralt und damit kampferprobt. Durch ein betäubendes Medikament werden in Höhe der Lendenwirbelsäule Nerven betäubt, die die untere Körperhälfte versorgen. Dadurch kommt es zwar zum Verlust des Fühlens und der Motorik, aber eben auch des Schmerzes. Komplikationen sind sehr selten und dementsprechend ist sie ein sehr gutes Alternativverfahren bei Dingen, die die untere Körperhälfte betreffen.

Dummerweise entschlossen sich jetzt die Medikamentencocktails eins und zwei, ihre Pflicht zu tun, und gesellten sich zum Cocktail Nummer drei, der sich über diese unerwartete Verstärkung extrem freute und richtig Wirkung zeigte. Jetzt trifft „zierlicher Körperbau" bei mir nicht überall zu, beim Aufsetzen erreichte mich eine Woge der völligen Entspannung – und leider auch ein Bewusstseinsverlust – und ich landete in den Armen von zwei tatsächlich zierlichen Praktikantinnen, die nicht mal mehr „Hilfe!" schreien konnten, weil ich sie halb unter mir begrub. Mit dem kompletten OP-Team gelang es, mich erneut auf die Trage und in Position zu setzen. Ich war zu diesem Zeitpunkt aber so neben mir stehend, dass ich rein gar nichts mehr von der Punktion weiß und nur noch irgendwann missbilligend bemerkte, dass ich nicht mehr genau sagen konnte, welches Geschlecht ich habe, da ich einfach nichts mehr spürte. Die minimal-invasive Operation verlief dann jedoch komplett nach Plan. Der Operateur schaffte tatsächlich das Wunder, mein Knie wieder so herzurichten, dass ich heute nahezu keine Probleme mehr habe. Nach etwa einer Stunde war ich bereits im Aufwachraum und schließlich auf meinem Zimmer, wo ich in den kommenden Stunden meine beste Ehefrau zigmal anrief, um mir versichern zu lassen, dass wieder Leben in meine untere Körperhälfte kommen würde.

Ein Indianer kennt keinen Schmerz

In einem Krankenhaus ist das Thema „Schmerz" leider nicht grundsätzlich vermeidbar. Sie kommen ja als Patient, weil es Ihnen nicht gut geht, weil Ihr Körper nicht mehr funktioniert, wie er sollte. Ein Unfall oder eine Entzündung in einem Organsystem kann dazu geführt haben. Manchmal ist es einfach Verschleiß, eine Materialermüdung, die zu einem chronischen Schmerz führt.

Aber was ist Schmerz überhaupt? Ich zitiere einfach mal die International Association for the Study of Pain (IASP, internationale Gesellschaft zur Erforschung des Schmerzes):

„Schmerz ist ein unangenehmes Sinnes- oder Gefühlserlebnis, das mit tatsächlicher oder potenzieller Gewebeschädigung einhergeht oder von betroffenen Personen so beschrieben wird, als wäre eine solche Gewebeschädigung die Ursache."

Okay. Dass ein gebrochenes Bein einen Schmerz verursacht, ist nachvollziehbar, aber scheinbar kann eine Person auch Schmerzen ohne tatsächliche Schädigung empfinden.

Für die Schmerzempfindung sind Nozizeptoren verantwortlich, freie Nervenendungen, die nahezu überall im Gewebe mehr oder weniger zahlreich zu finden sind. Kommt es zu einer Verletzung, liefern die Nozizeptoren eine Schmerzinformation. Jeder Nozizeptor betreut eine bestimmte Region und reagiert auf unterschiedliche Reize. Man unterscheidet Schmerzrezeptoren, die auf thermische, mechanische und chemische Reize reagieren – sogenannte Alleskönner, auf Fachchinesisch „polymodal" genannt –, von reinen Mechanonozizeptoren, die nur auf mechanische Reize wirken. Und dann sind da noch die stummen Nozizeptoren, Schmerzrezeptoren, die sich nicht um die profane Schmerzvermittlung kümmern, sondern erst aktiv werden, wenn eine Entzündung vorliegt. Stellen Sie sich die

Schmerzweiterleitung wie eine Internetverbindung ins World Wide Web vor: Es gibt die Möglichkeit, über Glasfasern extrem schnell zu surfen, aber es gibt auch Haushalte, die sich über ein Modem einwählen müssen. So ist das auch bei den Nozizeptoren: Es gibt A-Fasern, die den Schmerzreiz schnell weiterleiten – wir empfinden die Schmerzsensation als hellen Schmerz. Die hohe Geschwindigkeit ist wichtig, damit wir schnell die Hand aus der Flamme ziehen und nicht darüber sinnieren, warum uns plötzlich unwohl wird, während sich die Hand in einen gegrillten Appetithappen verwandelt. Die C-Fasern sind dementsprechend deutlich langsamer und verursachen diesen typisch dumpfen Schmerz, der von uns als sehr bedrohlich empfunden wird, da er wenig fassbar ist.

Beide Faserarten leiten die Schmerzsensation ins Rückenmark, wo eine Umschaltung auf ein anderes Neuron, also eine Nervenzelle, erfolgt. Von dort geht es ab ins Gehirn, wo die Information bewertet wird. Eine spezielle Region löst reflektorisch körperliche Reaktionen aus – also die Hand aus der Flamme ziehen –, eine andere beschäftigt sich mit der affektiven Bewertung.

Man unterscheidet folgende Schmerztypen:

Da ist zum einen der somatische Schmerz, der sich unterteilt in:

1. Oberflächenschmerz, der von Schmerzrezeptoren in der Haut erkannt wird und deshalb ganz klar zu orten ist (wenn ich mich verbrenne, weiß ich ziemlich genau, wo)
2. Tiefenschmerz, zu dem gehören:
   a. Muskelschmerz
   b. Knochenschmerz

Letzterer ist schlecht lokalisierbar.

Der viszerale Schmerz beschreibt Schmerzsensationen an den inneren Organen. Teilweise bleibt der Schmerz unvergesslich – interviewen Sie mal jemanden, der mit Gallen- und/oder Nierensteinen zu tun hatte! Oder er ist dumpf indifferent, aber deutlich unheilverkündend.

Das Problematische an der Schmerzempfindung ist die subjektive Färbung. Schmerz wird von jedem Menschen unterschiedlich empfunden, obwohl der Signalweg bei allen gleich abläuft. Das beschreiben wir Mediziner als Schmerzmodulation. Unser Hirn ist nämlich in der Lage, mithilfe von Filterungsprozessen, die wir gerade erst entschlüsseln, Schmerz komplett auszublenden. Soldaten in Gefechtssituationen gehören genauso dazu wie Opfer schwerer Verkehrsunfälle. Doch auch ganz profaner Geschlechtsverkehr kann Ihr Gehirn so fesseln, dass es den Schmerz ausschaltet. Also nicht, dass Sie sich jetzt sorgen müssen, aber Sie können ja noch mal das Kapitel zu den Sexunfällen lesen.

Dummerweise filtert das Gehirn auch andersrum. Diese Schmerzform, der neuropathische Schmerz, entsteht durch eine Verletzung der Nervenfasern selbst und eine gestörte Schmerzverarbeitung. Dadurch meldet das Gehirn dauerhaft, dass etwas nicht stimmt. Der Mensch hat Schmerzen an oder innerhalb einer Region, die aber völlig unversehrt ist. Oder nicht mehr existent wie beim Phantomschmerz, wenn beispielsweise ein Arm oder ein Bein wahnsinnige Schmerzen verursacht, obwohl es vor Wochen amputiert wurde.

Dann ist da auch noch das Schmerzgedächtnis, das sich wiederholende Schmerzsituationen merkt und deutlich stärker reagiert, da die Schmerzschwelle herabgesetzt ist.

Außerdem unterscheidet man aufgrund des Auftretens und der Zeitdauer zwischen akutem und chronischem Schmerz.

Der akute Schmerz ist eine wichtige Wahrnehmung. Er dient als Warner und kann dem Arzt die Diagnose durch Art und Lokalisation ziemlich erleichtern. Den akuten Schmerz kann der Arzt sehr gut analgesieren (der konzentrierte Leser weiß ja, was Analgesie bedeutet), die effektivste Behandlung liegt allerdings in der Ursachenbeseitigung: Der entzündete Blinddarm muss raus, die neue Hüfte rein, das alte Esszimmer (damit meine ich die Zähne) raus, das neue rein, gebrochene Gliedmaßen, die reponiert sind – zum Beispiel steht die untere Beinhälfte 90 Grad zum Oberschenkel –, müssen wieder geradegezogen, also Achsen müssen gerecht reponiert und repariert werden.

Der chronische Schmerz ist ein Schwein. Und zwar ein richtig blödes. Er dient natürlich nicht mehr als Warnsignal oder als Leitweg, sondern zeichnet sich durch Langlebigkeit aus, ist therapierefraktär (was bedeutet, dass ein Arzt ihn kaum medikamentös auslöschen kann), tritt auch gern im Rahmen psychischer Erkrankungen auf und ernährt sich von emotional-sozialen Konfliktsituationen.

Viele Infos über Schmerz. Aber was bringen Sie Ihnen? Vielleicht sollten Sie wissen, dass es das Projekt „Schmerzfreies Krankenhaus" gibt. Dahinter steht ein Forschungsprojekt, das 2003 mit dem Ziel startete, die Behandlung von Schmerzpatienten zu optimieren. Zielvorgaben waren und sind:

- Standards für die Schmerzerfassung
- Standards für die medikamentöse und nichtmedikamentöse Schmerztherapie
- Standards für die Beratung und Schulung von Patienten

Krankenhäuser haben seitdem die Möglichkeit, sich in diesem Rahmen zertifizieren zu lassen, wenn sie die drei Zielvorgaben gewährleisten und darüber hinaus das Pflegepersonal und die Ärzte besonders schulen. Aktuell (Stand Februar 2016; Quelle: Certkom e. V.) haben 46 Kliniken diese Zertifikation erlangt. Das ist natürlich eine recht kleine Zahl, aber immerhin scheint sich ein Bewusstsein dahin zu entwickeln, wie wichtig eine optimale Schmerzeinstellung ist.

Wie schon erwähnt, kann der akute Schmerz meist sehr leicht bekämpft werden, nämlich indem man den Auslöser des Schmerzes beseitigt. Das einfachste Beispiel sind Wehen, die nachweislich sauweh tun, sobald aber der neue Erdenbürger da ist, sollte bei normal verlaufender Geburt der Schmerz deutlich nachlassen. Dasselbe gilt für Zahnschmerzen, gebrochene Gliedmaßen, verschlissene, aber noch operable Gelenke und so weiter und so fort. In den Fällen, wo noch etwas Zeit bis zur absoluten Schmerzfreiheit überbrückt werden muss, hat der Arzt verschiedenste Möglichkeiten der medikamentösen Schmerzstillung. Dabei ist es wichtig, dass Sie dem Arzt verlässliche Angaben zur Stärke des Schmerzes machen. Der Kollege entscheidet dann, welches Medikament Sie brauchen. Dabei muss gut zwischen Nutzen und Risiko abgewägt werden, da wie bei nahezu allen Dingen die Medikamente je nach Stärke auch gewisse Nebenwirkungen haben. Die Weltgesundheitsorganisation hat vor 20 Jahren Schmerzmedikamente in drei Wirkungsstärken eingeteilt.

Leichter Schmerz: Hier wird der Schmerz direkt vor Ort bekämpft, indem die Entstehung der Botenstoffe, die das Schmerzsignal weiterleiten, vermindert wird. Die Hauptvertreter haben wir alle in unserer Hausapotheke: ASS, Ibuprofen und Diclofenac, die zu den NSAR, den nichtsteroidhaltigen Antirheumatika gehören. Neben der Schmerzstillung sind diese „Rheumamedikamente" entzündungshemmend und eignen sich sehr gut für Schmerzen im Bewegungsapparat, insbesondere bei entzündlicher Ursache. Der andere Vorteil liegt in der freien Verkäuflichkeit, sodass man nicht immer direkt den Arzt konsultieren muss. Dieser Vorteil ist allerdings gleichzeitig nachteilig, da der freie Verkauf eine Harmlosigkeit impliziert, die nicht gegeben ist. Die regelmäßige Einnahme der NSAR kann zu Reizungen des Magens und im schlimmsten Fall zu einer Magenblutung führen. Deswegen sollte die Einnahme immer zusammen mit einem Magenschutz erfolgen. „Magenschutz" ist dabei formal nicht ganz richtig, sondern man versucht, die Magensäurebildung einzuschränken. Hierfür eignen sich Protonenpumpeninhibitoren.

Weiterhin kann eine bereits geschädigte Niere unter Einnahme der NSAR noch schlechter werden, sodass ein langfristiger Gebrauch unbedingt mit dem Arzt besprochen werden sollte.

Weitere Medikamente gegen leichte Schmerzen sind Novaminsulfon und Paracetamol. Beide wirken zwar nicht entzündungshemmend, sind aber auch bei abdominellen (Bauch-)Schmerzen wirksam und zusätzlich fiebersenkend. Dummerweise ist Paracetamol aber auch lebertoxisch – bei langfristiger Einnahme oder Dosisüberhöhung kann es zu einer unwiderruflichen Schädigung der Leber kommen. Leider gibt es immer wieder Menschen, die im Rahmen einer Melancholie oder als Appell das Medikament in „suizidaler" Absicht nehmen – oft junge Mädchen mit Liebeskummer, denen die tatsächlich lebensgefährliche Wirkung nicht bewusst ist und dann mit Leberversagen auf der Intensivstation landen. Deswegen gilt auch bei allen freiverkäuflichen oder rezeptfreien Medikamenten der alte Spruch: Die Dosis macht das Gift! Das gilt eigentlich für alles, was wir so konsumieren.

Jetzt haben Sie aber leider deutlich mehr Schmerzen und das Zeug, das Ihnen der Arzt gegeben hat, wirkt nicht wie besprochen. Dann gehören Sie entweder zur Gruppe zwei oder Gruppe drei mit mittelschweren oder schweren Schmerzen. Da in beiden Gruppen die Grundsubstanz Morphin ist, möchte ich sie zusammenfassen.

Mittelschwere und schwere Schmerzen: Wie schon gesagt, handelt es sich um Substanzen, die vom Morphin abstammen und Opioide genannt werden. „Was? Man macht mich zu einem Drogenabhängigen, einem Junkie, womöglich so schlimm, dass ich nach dem Klinikaufenthalt Stromgitarre spiele und Haschisch spritze?", höre ich Sie gerade entrüstet ausrufen. Natürlich nicht!

Das Tolle: Wenn Opioide bei Schmerzen eingesetzt werden, lindern sie effektiv den Schmerz, machen aber nicht abhängig. Im Gegensatz zu den Substanzen, die bei leichten Schmerzen empfohlen werden, wirken Opioide nicht vor Ort, sondern hemmen zentral im Rückenmark und im Gehirn die Schmerzweiterleitung und -verarbeitung. Die Profis sprechen von zentraler und peripherer Schmerzbehandlung. Selbstverständlich sind auch Opioide nicht ohne Nebenwirkung. Das Unangenehmste ist wahrscheinlich die ausgeprägte Verstopfung, die sich bei fast jedem einstellt. Opioide machen nämlich den Magen-Darm-Trakt sehr, sehr träge und müde, sodass Sie bei längerer Anwendung leichte Abführmittel nehmen sollten, um ein größeres Fiasko zu vermeiden. Andererseits macht man sich diese Wirkung bei Durchfall zunutze. Schauen Sie mal in Ihren Arzneischrank, ob da ein Mittelchen mit dem Wirkstoff Loperamid steht. Das ist nichts anderes als ein Opioid – mit der kleinen Einschränkung, dass es nicht die Blut-Hirn-Schranke überwinden kann und somit nicht zentral wirkt, sondern nur vor Ort gegen die berühmt-berüchtigte Flitzekacke.

Weitere Nebenwirkungen sind Übelkeit und Müdigkeit, die aber oft nur anfangs bestehen.

Während es oft sinnvoll ist, dass man Medikamente aus Gruppe zwei oder drei mit Medikamenten aus Gruppe eins kombiniert, da beim Patienten eine zentrale und periphere Schmerzstillung erzielt wird, ist es absolut kontraindiziert beziehungsweise nur dem Experten überlassen, Opioide wild untereinander zu mischen. Dann kann es tatsächlich zu einer Überdosierung kommen, die auch mal gefährlich ausgehen kann: Opioide machen nämlich nicht nur müde, sondern verursachen eine Atemdepression. Im Gehirn befindet sich das Atemzentrum, das unter Opioid-Überdosierung seiner Aufgabe nicht mehr wirklich gerecht wird. Einfach ausgedrückt: Es wird stumpf hinsichtlich von Atemreizen, beispielsweise Kohlendioxid, und reagiert nicht mehr mit dem Befehl, den Atemantrieb zu steigern, sondern döst doof vor sich hin. Die Atemzüge sind weder effektiv noch häufig genug und irgendwann kann es zu einem plötzlichen Stillstand kommen, der das Leben beenden kann. Man sieht es als Notarzt unschönerweise bei Junkies, die sich in der Dosis vertan haben und auf irgendeinem dunklen Platz einen stillen Tod sterben. Aber gar nicht mal so selten wird man als Krankenhausarzt mit Patienten konfrontiert, die in der freien Wildbahn aufgrund chronischer Schmerzen mehrere Ärzte aufgesucht, sich bei jedem ein Opioid geholt und diese dann munter kombiniert haben – frei nach dem Motto: „Viel hilft viel." Eigentlich müsste ich mich da mit Kritik zurückhalten, da ich mich vor Jahren selbst in eine kleinere Opioid-Überdosierung katapultiert habe. Vorausgegangen war ein ziemlich böser Fahrradsturz in einer meiner Meinung nach sehr schlecht gesicherten Baustelle, die mir eine linksseitige Rippenserienfraktur einbrachte. Beim Sturz selbst war mir die Schwere des Unfalls schon klar, da so ziemlich jede Rippe beim Aufstehen knirschte und mir das Atmen schwer machte. Da das Ganze vor einer Polizeiwache passierte, blieb mein Unfall wenigstens nicht lange unentdeckt und der Notarzt mit Rettungswagen wurde gerufen. Kurioserweise kam genau der Kollege, mit dem ich an dem Abend meinen Dienst getauscht hatte. Dieser schätzte meinen Schmerzstatus ziemlich gut ein und verpasste mir intravenös eine Ladung Opioid, was zur Folge hatte, dass ich singend und extrem gut gelaunt in die Uniklinik Köln einfuhr. Dort machte ich den untersuchenden Kollegen das Leben schwer, da ich meinen Zustand überhaupt nicht mehr richtig einschätzen konnte und nach Hause wollte. Schließlich war ich schmerzfrei und das Leben wieder toll. Letztendlich kam meine Frau, die mittlerweile von der Feuerwehr über meinen Unfall informiert wurde, und mit ihr der Einlauf meines Lebens, weil sie mir ja schon im Vorfeld gesagt hatte, dass so was mal passieren und ich mich jetzt auch noch unverantwortlich benehmen würde und eine stationäre Aufnahme vehement ablehnte. Was soll ich sagen: Ich habe mich durchgesetzt und bin mit meiner deutlich verstimmten, aber ansonsten allerbesten Ehefrau nach Hause gefahren. Dort ging es sofort ins Bett, in dem ich komatös in den Schlaf fiel. Zu dem Zeitpunkt war ich noch kein Fan von Boxspringbetten, sondern hatte ein relativ tief angesiedeltes Bambusbett mit in die Beziehung gebracht. Das Reinkommen unter Morphin war einfach. Morgens wurde ich durch einen extremen Harndrang geweckt. Das Problem war nur, dass ich schlichtweg nicht mehr aus dem Bett kam. Ein mir von der Stärke her unbekannter Schmerz erfüllte meinen Brustkorb und ich kam einfach nicht in eine sitzende Position. Bei jedem Aufbäumen durchzog ein stechender Schmerz meine linke Körperseite und nahm mir die Luft zum Atmen. Jede gebrochene Rippe sendete über Schmerzrezeptoren an mein Hirn: „Jetzt kriegt er, was er verdient hat. Ist halt zu doof zum Radeln." Irgendwann wurde der Harndrang so stark, dass es nur noch zwei Möglichkeiten gab: laufen lassen, mich den Lebtag lang schämen oder ab in den Heldentod durch Schmerz beim Seitwärtsrausrollen. Unter unerträglichen Schmerzen kam ich auf dem Boden auf, raffte mich hoch, um unter Tränen auf der Toilette der Natur ihren Lauf zu lassen. Nie wieder diese Schmerzen! Ich besorgte mir einen opioidhaltigen Saft, den ich mehrfach am Tag konsumierte und der mir zu einer sensationellen Schmerzlinderung verhalf. Da ich im Grunde meines Herzens ein richtiger Mann bin, war der Gedanke, jetzt nicht mehr joggen zu können, unerträglich. Deswegen begleitete ich meine damals hochschwangere allerbeste Ehefrau auf ihrem Walking-Parcours um den Decksteiner Weiher in Köln. Vorher ein Schluck aus der Flasche – und los ging's. Die ganze Geschichte ging immerhin drei Tage gut. In der Folge wachte ich morgens mit einem Schmerz auf, der aus meiner Sicht nicht mehr in die üblichen Schmerzskalen reinpasste. Gefühlt ging es dem Ende entgegen. Dummerweise gibt es bei der Rippenserienfraktur auf der linken Seite die mögliche Komplikation der Milzruptur. Klingt nicht aufregend. Ist es aber. Es bedeutet, dass nach einer gewissen Zeitspanne nach dem Trauma die Milz ihren Geist aufgeben kann und so blutet, dass ein hohes Risiko besteht, demnächst abzuleben. Da ich dieses Szenario als real empfand, fuhr mich meine beste Ehefrau in mein Heimatkrankenhaus. Wie schmerzhaft kleine, enge Sportwagen sein können, kann sich kein gesunder Mensch vorstellen. Unter extremem Gejammer meinerseits kamen wir endlich in der Ambulanz an und der befreundete Chirurg nahm mich unter seine Fittiche. Überraschenderweise schien er deutlich mehr an mein Weiterleben zu glauben als ich und sonografierte in aller Ruhe meine Milz. Nachdem klar war, dass alles soweit in Ordnung ist – von sieben gebrochenen Rippen abgesehen –, gab er mir weitere Schmerzmittel in Form opioidhaltiger Tabletten mit. „Heiwi, erst nehmen, wenn alles andere aus deinem Körper raus ist." So klingen noch seine Worte in meinen Ohren. Ich war zu diesem Zeitpunkt wieder spitze gelaunt, in dem Bewusstsein, meine private Vorsorge zum Renteneintrittsalter doch noch erfolgreich verprassen zu können. Der weitere Tag verlief recht ereignislos, ich saß halt doof rum und langweilte mich. Irgendwann ging meine Frau nach oben, um sich frisch zu machen. Jeder verheiratete Mann weiß, was das bedeutet: In den nächsten zwei Stunden sollte man tunlichst jegliche Störung der besseren Hälfte unterlassen, da das Frischmachen bei jeder Frau einer nahezu rituellen Reinigung gleichkommt und ein nervender Mann durchaus als Opfergabe dienen könnte. Ich saß also total gelangweilt vor dem Fernseher und überprüfte durch Abtasten meine Frakturen. Es knirschte und knackte an jeder Stelle meines Oberkörpers und tat aufs Unangenehmste weh.

Irgendwann fasste ich den Entschluss, dass nun genug Zeit vergangen ist und dass das alte Opioid aus meinem Körper raus sein sollte, und nahm die von meinem Kollegen verschriebene Tablette. Und das war's. An den restlichen Tag kann ich mich leider nicht mehr erinnern. Meine Frau fand mich wohl laut schnarchend auf der Couch, neben mir das Telefon, das bereits minutenlang klingelte. Auf die Frage, warum ich nicht rangegangen wäre, kam von mir extrem verzögert eine Antwort, da ich weder wusste, wer ich und wo ich war, noch, warum ich überhaupt da war. Zu dem Zeitpunkt wusste meine Ehefrau aber noch nichts von meinem medikamentösen Hangover.

Den Rest des Abends habe ich angeblich angeregt auf darstellende Künstler im laufenden Fernsehprogramm eingeredet – unter anderem Guido Maria Kretschmer, mit dem ich mehrfach über die Kleiderwahl seiner Kandidatinnen fachsimpelte, und Harry Potter. So viel zum Thema „Mischintoxikationen mit Opioiden". Das Nachmachen ist ausdrücklich nicht empfohlen!

Um noch mal eines der größten Missverständnisse aufzuklären: Opioide machen nicht abhängig! Solange Sie Schmerzen haben! Das ist wichtig! Ohne Schmerzen kein Opioid. Achten Sie bitte mit darauf! Achten Sie überhaupt immer auch selbst auf die Dauer! Ralf, der Verleger dieses Buches, erzählte mir, dass er im Krankenhaus 52 Tage lang Musaril bekam, ein Muskelrelaxans, weil das eben alle bekamen, die einen Bandscheibenvorfall hatten. Das macht Patienten entspannt und gut gelaunt und hilft gegen die Verkrampfungen durch Schmerz. Absolut sinnvoll also. Nur dass normale Bandscheibenpatienten nach 14 Tagen wieder zu Hause sind. Nach über sieben Wochen saß er abends kaltschweißig, zittrig und deutlich depressiv verstimmt auf dem Sofa. Von dem nun anstehenden Entzug erfuhr er erst, als er sich den verordneten Nachschub in der Apotheke holen wollte. Das Medikament wurde inzwischen vom Markt genommen.

Spielen Sie aber auch nicht den starken Mann, der den Schmerz aushält und auf medikamentöse Unterstützung pfeift! Das kann nämlich zu einem fiesen Bumerang werden, der Sie richtig ausknockt. Schmerz führt zu einer Schon- oder Vermeidungshaltung. Man bewegt sich deutlich weniger und nimmt Positionen ein, die nicht körperdienlich sind. Man atmet flacher und versucht auch, Husten zu vermeiden, da ein ordentlicher Hustenstoß in vielen Situationen durchaus schmerzhaft sein kann. Letzteres kann sehr schnell zu einer Lungenentzündung werden, die postoperativ viel ernster zu beurteilen ist als die, die man sich zu Hause eingefangen hat. Schmerz führt auch dazu, dass die Krankengymnastin die für Sie wichtigen Übungen nur eingeschränkt durchführen kann. Sie kommen dann nicht mehr aus dem Bett und sorgen so für einen protrahierten Krankheitsverlauf. Sie glauben gar nicht, wie schnell sich Muskulatur abbaut und es zu einer Immobilität kommt.

In den operativen Fächern erhalten die Patienten postoperativ oft die Gelegenheit, sich nach Bedarf selbst ein starkes Schmerzmittel zu verabreichen. Das funktioniert über eine PCA-Pumpe – PCA steht für „Patient Controlled Analgesia". Damit ist eine schnelle Gabe sichergestellt und Sie sind nicht vom Arzt oder von der Krankenschwester abhängig. Eine Überdosierung ist natürlich nicht möglich. Wenn Sie zu oft auf den Auslöseknopf gedrückt haben, stellt die Pumpe die Arbeit ein und schlägt Alarm.

Eine weitere Möglichkeit, Ihre Schmerzen postoperativ zu lindern, ist der Plexus- oder Peridualkatheter. Auch bei diesem Verfahren sind Sie Herr im Ring beziehungsweise über den Auslöseknopf der Pumpe. Die Besonderheit ist die Lage des Katheters. Er wird nämlich direkt an den Nervenbahnen angebracht, die mit dem operierten Gebiet in Verbindung stehen und nun durch eine örtliche Betäubung gedämpft werden.

Bei chronischen Schmerzen sieht die Welt etwas anders aus. Sollten Sie zu diesen bedauernswerten Menschen zählen, gehören Sie eigentlich in die Hände eines Schmerzmediziners, der sich um Ihre optimale Behandlung kümmert. In Krankenhäusern wird diese Funktion oft durch Anästhesisten mit Zusatzweiterbildung erfüllt, manchmal gibt es ganze Abteilungen, in denen Patienten mit einem chronischen Schmerz behandelt und auf ihre Medikamente eingestellt werden.

Bei der Behandlung chronischer Schmerzen ist es wichtig, dass im Körper ein ständiger Pegel schmerzlindernder Medikamente vorherrscht. Eine regelmäßige Einnahme ist das A und O, um das sogenannte Schmerzgedächtnis auszutricksen. Jedes Schmerzereignis hinterlässt Spuren in unserem Hirn. Bei effektiver Behandlung werden diese komplikationslos eliminiert und das Hirn vergisst den Schmerz so, als ob er nie da gewesen wäre. Werden Schmerzen jedoch nicht effektiv behandelt, erlernt das Hirn diesen Schmerzreiz – ähnlich wie beim Lernen und Bilden eines kognitiven Gedächtnisses. Beim nächsten Schmerzreiz ist die Schmerzschwelle niedriger und der Schmerz wird überinterpretiert. So entsteht ein chronischer Schmerz und mit ihm in vielen Fällen psychopathologische Veränderungen mit folgender Belastung der Liebsten und Nächsten. Da braucht es eine sehr gut überlegte Schmerzbekämpfung. Man spricht hier von multimodaler Schmerztherapie. Ein wichtiger Faktor neben der Schmerzlinderung und -ausschaltung ist die Physiotherapie, die direkt an der Ursache des Schmerzes angreifen kann. Weiterhin sollten diese Patienten Verhaltenstherapien sowie Ergo- und Musiktherapien erfahren. Ziel ist hier eine ganzheitliche Behandlung, um den chronisch Erkrankten das Maximum an Lebensqualität zu schenken.

Natürlich gibt es weitere Möglichkeiten der Schmerzlinderung. Manche benutzen sie als komplette Alternative zur medikamentösen Therapie, andere kombinieren die Verfahren miteinander. Meiner Meinung nach sind die folgenden Methoden absolut empfehlenswert, gehören aber in ärztliche Hand, um den bestmöglichen Benefit zu erzielen.

Akupunktur

Die Akupunktur ist Bestandteil der chinesischen Medizin und dementsprechend ein uraltes Verfahren, das aber auch im Zusammenspiel mit der westlichen Medizin seine Berechtigung hat. Im Rahmen einer Akupunktursitzung werden feinste Nadeln an bestimmten Triggerpunkten in die Haut gesetzt. Was dann genau im Körper passiert, ist bis heute noch nicht ganz verstanden, aber immerhin weiß man, dass es durch die Stimulation im Gehirn zur Ausschüttung von Glückshormonen wie körpereigene Morphine, Serotonin und Enkephaline kommt, die entspannend und schmerzreduzierend wirken.

Um Akupunktur betreiben zu dürfen, absolvieren die Ärzte Grund- und Meisterkurse und können bei der Bundesärztekammer im Rahmen eines Curriculums die Zusatzbezeichnung „Akupunktur" erlangen.

Psychologische Schmerzbehandlung

Kognitive Methoden der Verhaltenstherapie, tiefenpsychologische Behandlung und Biofeedback sind alles wichtige und etablierte Behandlungsverfahren, die vor allem bei chronischen Schmerzpatienten ziemliche Erfolge hinsichtlich der Schmerzbekämpfung haben. Mens sana in corpore sano!

Hypnoanästhesie

Ein ziemlich spannendes Verfahren, in dem Hypnosetechniken dazu eingesetzt werden, Ängste vor einer anstehenden Narkose zu mindern. Es kommt zu einer Reduktion oder Änderung der Schmerz- und Sinneswahrnehmung.

Vor Entdeckung des Äthers (1846) wurde vor medizinischen Eingriffen Hypnose angewandt und galt als probates Mittel. Ende des 19. Jahrhunderts wurde Hypnose auch bei chronischen Krankheiten wie beispielsweise Migräne eingesetzt.

Hypnose funktioniert allerdings nur, wenn Sie bereit sind, sich darauf einzulassen. Ziel ist, dass Sie absolut tiefenentspannt sind, sich also in einer Art Trance befinden. Dann werden zusammen mit dem Therapeuten Bilder entwickelt, die dem Schmerz entsprechen. Diese werden nun abgewandelt oder es kommt durch die Vorstellung von schönen Bildern zu einer Schmerzablenkung. In der Geburtsvorbereitung können schwangere Frauen eine Art der Selbsthypnose erlernen, die die Angst und die Schmerzen vor und während der Geburt erträglicher machen soll. Meine beste Ehefrau hat das bei meiner kleinsten Tochter ebenfalls angewandt. Im Rahmen der Geburtsvorbereitung nahm sie am Hypnosekurs teil – von mir milde belächelt, da ich dem Ganzen zum damaligen Zeitpunkt extrem skeptisch gegenüberstand. In der Nacht vor der Geburt setzten die Wehen ein, die von meiner Frau zwar als solche erkannt wurden, aber ihrer Meinung nach noch viel zu schwach und unregelmäßig kamen. Ich war recht dankbar, weil ich komatös im Bett lag und die Vorstellung, um Mitternacht ins Krankenhaus zu fahren, extrem unerquicklich fand. Ich versank also wieder im Tiefschlaf. Zwei Stunden später wurde ich allerdings von meiner Frau geweckt, die jetzt doch meinte, dass wir mal im Krankenhaus vorbeischauen sollten. Da ich ihr auch nachts nichts abschlagen kann, sind wir los und waren 20 Minuten später im Kreißsaal unseres Vertrauens, wo uns eine Hebamme mitteilte, dass die Geburt unmittelbar bevorstehe. Dank Selbsthypnose hatte meine Frau sich tatsächlich in einen tranceähnlichen Zustand gebracht, in dem sie die Wehen bis kurz vor der Geburt ertragen konnte – nun dankte ich Gott, dass wir keine Hausgeburt hatten. Um es kurz zu machen: Nur wenige Minuten später kam Zora mit Getöse und ich war mehr als stolz auf meine Frau.

Hunde, wollt ihr ewig leben?

Kommen wir zu einem Thema, das nicht ganz zum Titel dieses Buches passt: die Patientenverfügung. Eine heikle Geschichte, mit der sich keiner gern beschäftigt, die Ihnen und Ihren Angehörigen aber – einmal mit Sinn und Verstand geregelt – viel Leid und Tragödie ersparen kann.

Gut, schaut man sich die aktuellen Lebenserwartungen an, ist die Unsterblichkeit in den nächsten fünf bis zehn Jahren zwar noch nicht zu erwarten, aber wir nähern uns. Noch nie gab es so fitte und lebensfrohe 85- bis 90-Jährige. Zu Beginn meiner Karriere als Arzt galt die Operation einer 90-Jährigen quasi als Leichenschändung. Heute bekommt diese Klientel neue Hüften für die nächsten zehn Jahre, wird koronarangiografiert oder erhält ausgefuchste Chemo- und Bestrahlungstherapien. Weil man mittlerweile weiß, dass viele davon profitieren und noch einige gute Jahre vor sich haben. Die Zeiten, in denen sich die Omi oder der Opi im Kreise der Familie ins Bett legte und dort brav mit Anfang 70 verstarb, sind lange vorbei. „60 ist das neue 40", heißt es – und 80 Jahre sind schon lange kein hohes Alter mehr. Die durchschnittliche Lebenserwartung für einen männlichen Neugeborenen beträgt heutzutage etwa 78 Jahre, die Lebenserwartung eines Mädchens circa 83 Jahre. Klingt gar nicht so toll? Ist es aber, da es den Durchschnitt angibt. Darin sind natürlich auch die Menschen, die durch Anhäufungen diverser Risikofaktoren ihre Lebenszeit aktiv verkürzen. Wenn Sie ein zu dicker, bewegungsarmer, rauchender, bluthochdruckleidender Diabetiker sind, werden Sie wahrscheinlich die Rentenkasse nicht mehr belasten. Dann sind Sie nämlich Inhaber der fünf Risikofaktoren, die in den Industrieländern zu einem verfrühten Ableben führen. Dennoch kurz auch dazu ein Statement: Es geht nicht nur um Quantität, sondern auch um Qualität. Wenn Sie Ihr Leben in 60 Jahren hervorragend gelebt haben und dann abdanken, ist das deutlich besser als der verbissene

Gesundheitsfanatiker, der es bis 80 geschafft hat, aber am Leben zerbricht, weil er nie gelebt hat. Man sollte sich halt nur irgendwann bewusst für das eine oder andere entscheiden beziehungsweise mit den jeweiligen Konsequenzen leben oder ableben.

Übrigens wird das ewige Leben noch ein bisschen Zukunftsmusik bleiben, da man davon ausgeht, dass ein Mensch selbst unter den besten Umständen maximal 115 bis 125 Jahre alt werden kann. Unsere DNA arbeitet im Alter immer unzuverlässiger bei Erneuerungsprozessen und es entstehen Mutationen, die fehlerhafte Enzyme und Proteine produzieren. Wir demontieren uns quasi selbst, aber in Anbetracht des bisher nicht gelösten Problems mit der steigenden Anzahl der Weltbevölkerung vielleicht nicht die schlechteste Idee.

Ich neige leider zum Abschweifen. Also wieder zurück zur Patientenverfügung. Wofür ist das gute Teil denn überhaupt notwendig? „Ich kann doch als Patient direkt mit meinem Arzt reden und verfügen, wie weit eine Behandlung gehen darf und soll. Und ansonsten sind da ja die Kinder oder die Schwester oder die Nichte – fragen sie die doch am besten, was für mich noch gemacht werden soll oder nicht." Und am schönsten ist der Satz: „Dr. Esser – Sie entscheiden, was für mich am besten ist." Da sage ich doch vielen lieben Dank für das Vertrauen. Das tue ich natürlich sehr gern, wenn ich meinen Patienten gut kenne. Wie ein Hausarzt, der seine Patienten über lange Jahre betreut. Und wenn es zu einer kritischen gesundheitlichen Situation kommt, kann ich die weiteren medizinischen Schritte deutlich besser entscheiden. Es gibt 90-Jährige, die noch eine hohe Lebensqualität haben und die die maximale medizinische Versorgung wollen, um noch etwas Lebenszeit zu bekommen. Und dann gibt's 60- oder 70-Jährige, die ihr Leben gelebt haben, die einfach müde geworden sind, vielleicht schon lange chronisch krank oder an dauerhaften Schmerzen leidend. Wenn man diese Menschen lange als Patient kennt, sorgt man dafür, dass die Therapie nach deren Wünschen gestaltet wird. Vielleicht erspart man ihnen die Intensivstation oder größere Eingriffe, vielleicht verzichtet man auf die Krankenhauseinweisung, weil man weiß, dass das nicht im Sinne des Patienten ist. Aber wie bereits gesagt: Man muss ihn und auch sein soziales oder familiäres Umfeld kennen. Mittlerweile ist es eben nicht mehr häufig der Fall, dass die ältere Generation den letzten Weg im Kreis der Familie gehen darf. Viele leben allein oder mit genauso altem Partner, die Kinder wohnen weit entfernt und können sich nicht wirklich kümmern – dann kommt der Hausarzt um eine Krankenhauseinweisung einfach nicht herum. Und damit dort wirklich nur das gemacht wird, was der Patient wünscht, ist eine Verfügung, in der alles ordentlich geregelt ist, ein absoluter Glücksfall für alle.

Zusammenfassend ist eine Patientenverfügung eine schriftliche Vorausverfügung für den Fall, dass man seinen Willen nicht mehr selbst erklären kann. Seit 2009 ist die Patientenverfügung sogar gesetzlich geregelt. Oft werden in ihr lebensverlängernde Maßnahmen abgelehnt und dafür braucht man eine gewisse Rechtssicherheit.

Die genaue Definition nach § 1901a Abs. 1: „Hat ein einwilligungsfähiger Volljähriger für den Fall seiner Einwilligungsunfähigkeit schriftlich festgelegt, ob er in bestimmte, zum Zeitpunkt der Festlegung noch nicht unmittelbar bevorstehende Untersuchungen seines Gesundheitszustandes, Heilbehandlungen oder ärztliche Eingriffe einwilligt oder untersagt, prüft der Betreuer, ob diese Festlegungen auf die aktuelle Lebens- und Behandlungssituation zutreffen. Ist dies der Fall, hat der Betreuer dem Willen des Betreuten Ausdruck und Geltung zu verschaffen. Eine Patientenverfügung kann jederzeit formlos widerrufen werden."

Das Ganze sollte in Schriftform verfasst und vor allem unterschrieben sein. Ohne Unterschrift zählt die Verfügung nämlich nicht. Sollten Sie nicht mehr in der Lage sein zu unterschreiben, muss das gute Teil von einem Notar beglaubigt werden.

Hat der betroffene Patient seinen Willen nur mündlich im Kreis der Familie vorgetragen, ist diese zu befragen, um eine Entscheidung hinsichtlich weiterer medizinischer Maßnahmen im Sinne des Patienten treffen zu können. Aus Erfahrung weiß ich aber, dass das oft ein sehr schwieriges Unterfangen ist. Angehörige befinden sich in Schockstarre und können keinen klaren Gedanken mehr fassen. Fast immer wünschen sie, dass für das erkrankte Familienmitglied alles getan wird. Da ist der Wunsch, den geliebten Menschen nicht zu verlieren, vielen ist die Verantwortung zu schwer, für den Patienten zu entscheiden, und oft kommt es doch zu einer maximalen Therapie mit künstlicher Beatmung und dem ganzen Piff und Paff der Highendmedizin. Erst nach Deeskalation der Situation erfährt der Arzt, dass Papa oder Mama schon seit Langem chronisch krank ist, kaum noch Lebensqualität hat und das Ganze nie gewollt hätte.

Abgesehen davon, dass Sie in Deutschland 18 Jahre alt sein müssen, um eine Patientenverfügung zu erstellen, verlangt der Gesetzgeber, dass man eine gewisse Einsichts- und Steuerungsfähigkeit besitzt. Man muss das Ausmaß der Entscheidung abschätzen und verstehen können. Außerdem ist es wichtig, dass man die Lebenssituation erfasst.

Eine Patientenverfügung ist übrigens nicht in Stein gemeißelt. Wenn Sie es sich doch anders überlegen und Sie weiterhin die erwähnten Kriterien erfüllen, dürfen Sie Ihre Verfügung so oft ändern, wie Sie wollen.

Viele Patienten geben einen ihnen Nahestehenden an, der im Fall eines Falles die Dinge, die in der Verfügung stehen, umsetzt, wenn sie selbst dazu nicht mehr in der Lage sein sollten. Oft sind es die Kinder oder nahestehende Verwandte, manchmal auch der Nachbar, der seit 40 Jahren nebenan wohnt, oder auch ein Professioneller, der das Ganze beruflich betreibt. Der Bundesgerichtshof hat aber selbst hier sehr konkrete Vorstellungen, wie alles dokumentiert sein sollte, damit der Bevollmächtigte wirklich die Vollmacht hat.

Der Bevollmächtigte darf nur dann ärztliches Handeln im Angesicht des Todes zulassen oder ablehnen, wenn

1. er ausdrücklich die Befugnis in der Vollmacht erteilt bekommt,
2. die Befugnis sehr genau erläutert ist (die Zustimmung zu einer ärztlichen Intervention zu erteilen ist das eine, aber eine Behandlung auch abbrechen lassen, kann ziemlich viele Nächte Schlaf rauben) und
3. die Maßnahmen benannt werden können, die zum Tod führen können.

Warum wird so ein Bohei darum gemacht? Weil im Gesetzesnebel passive Sterbehilfe lauert. In den guten alten Zeiten willigten Bevollmächtigte in Operationen ein, die gegebenenfalls tödlich verliefen. Seit 2013 kann deshalb nicht mehr so einfach eingewilligt werden. Wenn nämlich die 35-jährige Ehefrau am Bett des 90-jährigen Ehemanns und Milliardärs seine Beatmung, die ihn länger am Leben halten könnte, beenden möchte, liegt die Vermutung nahe, dass der Flieger in die Dominikanische Republik zum 27-jährigen Lover bereits in den Startlöchern steht und das liebe Mädel schon ein paar Mal von der Fluglinie zum Check-in aufgerufen wurde.

Aber wenn in der Patientenverfügung des alten geilen Sacks steht, dass er sein Schicksal in die Hände der treusorgenden Partyschlampe legt, auch wenn es um Leben oder Tod geht, darf sie die Beatmung abstellen lassen und damit sein Leiden verkürzen. Dann ist es egal, ob draußen schon der Liebhaber wartet oder nicht. Und der alte Milliardär hat es eigentlich auch nicht anders verdient.

Sie vertrauen eigentlich sich selbst am meisten und Ihr Bevollmächtigter soll – soweit möglich – gar nicht erst in Ihrem Sinne handeln? Machen Sie sich die Mühe und konkretisieren Sie mögliche Erkrankungen und deren Behandlung. Damit meine ich nicht, dass Sie noch schnell ein Medizinstudium absolvieren müssen, um die gängigen 300 Erkrankungen mit ihren etwa 6.000 Komplikationen in all ihren Variationen vorauszusehen und die sich für Ihr Leben ergebenden Behandlungswünsche oder -abbrüche zu definieren. Floskeln wie „würdevolles Sterben", „fehlender Therapieerfolg" oder – der Klassiker – „Unterlassung von lebensverlängernden Maßnahmen" führen nur zur Verunsicherung der entscheidenden Mediziner. Ist es ein würdevolles Sterben, wenn der 95-jährige Patient die komplette Palette an intensivmedizinischen Möglichkeiten erhalten hat, um schließlich doch ins Licht zu blicken? Oder der 60-Jährige an Krebs erkrankte, der jede Intensivbehandlung ablehnt, obwohl viele Erkrankungen passagerer Natur sind und er trotz des Krebses durch eine intensivmedizinische Therapie noch Lebenszeit bekäme? Und wie sollen wir Ärzte eine 100-prozentige Prognose über einen Therapieerfolg stellen? Wenn ich das könnte, hätte ich vermutlich ausgesorgt und würde Sie nicht mit meinen Gedanken dazu langweilen. Aber selbst diese Prognose kann ich nicht mit 100-prozentiger Sicherheit bestätigen.

Die Riesenkrux besteht darin, dass Sie hellsehend Ihre gesundheitliche Zukunft voraussagen sollen – und vor allem die therapeutische Konsequenz, die sich daraus ergibt. Wenn das einer meiner geneigten Leser kann: Gratulation! Ich bin da leider zu schlicht und meine realistische Vorstellungskraft, was meine Gesundheit angeht, beläuft sich auf maximal sieben Tage – und damit bin ich besser als der Deutsche Wetterdienst. Oder die Damen und Herren des Bundesgerichtshofs, die sich das Ganze ausdenken, rauchen jeden Morgen etwas Gras und haben deshalb die Fähigkeit der erweiterten Wahrnehmung.

Um es kurz zu machen: Sie sollten sich einfach mal mit Ihrem Hausarzt zusammensetzen und verschiedene Szenarien durchspielen. Ohne Anspruch auf Vollständigkeit habe ich Ihnen einige Anregungen zusammengestellt, die in meinen Augen extrem wichtig sind:

„Das Leben leben ist ziemlich subjektiver
  Natur. Was den einen am Leben
 erhält und begeistert,
        bringt den anderen sofort um."

1. Definieren Sie Ihre Ansicht von Lebensqualität: Was ist Ihnen wichtig, was sind Ihre Werte und Vorstellungen? Besprechen Sie das mit Ihren Liebsten oder schreiben Sie es Wort für Wort in Ihre Verfügung. Ihr Angehöriger kann das nicht riechen und ich als Arzt schon gar nicht. Das Leben leben ist ziemlich subjektiver Natur. Was den einen am Leben erhält und begeistert, bringt den anderen sofort um – bildlich gesprochen. Menschen haben unterschiedliche Vorstellungen, wann Leben geil ist und wann nicht. Je genauer Sie Ihre Lebensqualität definieren, desto adäquater wird eine Behandlung sein, wenn Sie nicht mehr für sich selbst sprechen können.

2. Was passiert, wenn Sie akut lebensbedrohlich erkranken? Das kann im Rahmen eines Herzinfarkts, einer Herzrhythmusstörung oder eines Schlaganfalls passieren. Was darf/soll der eintreffende Notarzt machen? Wenn Sie beispielsweise schwer an Krebs vorerkrankt sind und somit eine sehr eingeschränkte Lebenserwartung haben, kann ein plötzlicher Herzstillstand einen gnädigen Tod darstellen, der Ihnen ein langes Leiden erspart. Entsprechend sollten Sie in der Patientenverfügung eine Herzdruckmassage ausschließen. Wenn Sie aber quasi topfit aus dem Leben gerissen werden, sollten Sie medizinisch keine Einschränkungen in der Verfügung formulieren, außer Sie haben ethische oder religiöse Vorgaben.

3. Was passiert, wenn Sie ein schweres chronisches Leiden haben und zusätzlich nicht mehr für sich selbst sprechen können? Vorstellbar wären eine Lungenerkrankung wie eine chronisch

obstruktive Bronchitis, eine Lungenfibrose im fortgeschrittenen Zustand oder ein metastasierter Lungenkrebs. Alles Erkrankungen mit sehr eingeschränkten Lebenserwartungen. Und nun gesellt sich dazu eine akute Erkrankung, die Sie erneut ins Krankenhaus bringt. Soll dann im Fall einer Verschlechterung die komplette Latte der intensivmedizinischen Möglichkeiten abgearbeitet werden? Dazu gehören beispielsweise künstliche Beatmung, Dialyse (Nierenwäsche) oder künstliche Ernährung. Oder schränken Sie die Behandlung in dem Sinne ein, dass Sie zwar auf der Intensivstation behandelt werden, aber nur, wenn die akute Verschlechterung passagerer Natur ist (zum Beispiel eine Lungenentzündung, die man mit antibiotischer Therapie behandeln kann)? Von einer künstlichen Beatmung nehmen Sie jedoch Abstand, da die Grunderkrankung damit nicht geheilt wird? Sie merken schon: Das Ganze ist ziemlich tricky.

Letztendlich wird es die perfekte Patientenvollmacht niemals geben. Aber je genauer diese ist – auch wenn es schönere Dinge gibt, als möglichst viele tragische Situationen durchzuspielen –, umso besser kann in Ihrem Willen gehandelt werden.

Mein Tipp: Überarbeiten Sie Ihre Vollmacht regelmäßig und passen Sie sie den aktuellen Lebensumständen an!

Patientenrechte

Jetzt habe ich Ihnen schon viele Dinge, die in einem Krankenhaus passieren, ausführlich erläutert. Vieles basiert auf dem Vertrauensverhältnis zwischen Arzt und Patient und manchmal läuft es eben etwas runder, manchmal etwas holpriger. Wenn es rund läuft, gibt es seitens des Behandelten selten Kritik oder Beanstandungen. Aber manchmal läuft es eben nicht rund. Oder besser gesagt: Es läuft richtig mies und Sie haben das Gefühl, dass Ihre Rechte als Patient nicht wirklich gewahrt werden. Machtlos stehen Sie der Weißkittelfront gegenüber. Als kleiner Spielball in den Wellen des Gesundheitssystems.

Aber stimmt das wirklich? Welche Rechte haben Sie als Patient? Was sind Ihre Pflichten als Patient? Das Ganze ist ein Thema mit Konfliktpotenzial, dem ich mich nun auf den nächsten Seiten widmen möchte.

2013 wurde das **Gesetz zur Verbesserung der Rechte von Patientinnen und Patienten** entworfen. Nicht, dass Sie als Patient vorher vogelfrei waren, Sie hatten schon umfangreiche Rechte. Allerdings erwies sich die Durchsetzung dieser Rechte in vielen Fällen als schwierig. Eigentlich musste man Jura studiert haben, um auch nur ansatzweise zu verstehen, wie was auszulegen war. Um mehr Transparenz in diesen Paragrafendschungel zu bringen, erarbeiteten das Bundesministerium für Justiz und das Bundesministerium für Gesundheit gemeinsam mit dem Patientenbeauftragten der Bundesregierung eine konkretere und verständlichere Gesetzesfassung.

Inhaltlich geht es um Folgendes:

Ganz vorn steht Ihr **Recht auf Selbstbestimmung** – eine Sache, die in Deutschland sogar im Grundgesetz verankert ist. Jedem Menschen wird darin das Recht auf die freie Entfaltung seiner Persönlichkeit garantiert, soweit er nicht andere dadurch einschränkt oder gegen die verfassungsmäßige Ordnung oder das Sittengesetz verstößt.

Bevor der Arzt also auch nur ansatzweise in die Nähe des Patienten kommt, muss eine Einwilligungserklärung vorliegen, in der ärztliche Tätigkeiten durch den Patienten genehmigt werden. Theoretisch eine gute Sache, da so jeder Patient aktiv mitentscheiden kann, wohin die medizinische Reise geht. Problematisch wird es, wenn der Patient Art, Bedeutung und Tragweite nicht erfassen kann. Das sind nämlich die Grundvoraussetzungen für eine Einwilligungsfähigkeit. Hat der behandelnde Kollege berechtigten Zweifel an dieser Kompetenz, wird er mit einem geplanten Eingriff eher zurückhaltend sein und erst mal die Situation klären. Bestätigt sich der Verdacht auf eine Unfähigkeit der Selbstbestimmung, beispielsweise bei schweren akuten psychiatrischen Erkrankungen oder fortschreitender Demenz, muss ein Betreuungsverfahren eingeleitet werden.

Noch mehr zur Gratwanderung wird es, wenn der Patient sich nicht mehr äußern kann und es sich um eine akute Notfallsituation handelt. Dann muss der Arzt vom mutmaßlichen Willen ausgehen und das einleiten, was er für notwendig hält. Dadurch kommt es leider immer wieder zu Situationen, dass uralte Menschen reanimationspflichtig werden, der Notarzt vor Ort zu einer Maximaltherapie gezwungen wird – und am nächsten Tag erfährt man von den Angehörigen, dass Papa oder Mama das alles nie gewollt hatte, leider aber diesen Willen nie schriftlich in einer Patientenverfügung festgehalten hat. **Deswegen mein Appell: Regeln Sie Ihr Leben, solange Sie es noch können!** Auch wenn es definitiv Schöneres gibt, als sich über die Verschlechterung des eigenen Gesundheitszustands mit eventuellem Ableben Gedanken zu machen. Sie tun es für sich und Ihre Angehörigen.

Das **Recht auf Information zu Diagnose, Prognose und Therapie** ist ebenfalls fest im Gesetz verankert. Es sollte eigentlich eine Selbstverständlichkeit sein, dass der Arzt den Patienten über sein Leiden informiert, manchmal scheitert es aber an ganz banalen Dingen, zum Beispiel an der Fähigkeit von Ärzten, Patienten mit der nötigen Empathie über ihre Erkrankung zu informieren. In einigen seltenen Fällen ist sogar davon auszugehen, dass die Ärzte selbst nicht alles über die Krankheit wissen und stark verunsichert sind.

Vor nicht allzu langer Zeit durfte ich einen Fernsehbeitrag zum Thema „Unverständliche Arztbriefe" mitgestalten. In diesem Rahmen führten wir eine Umfrage durch, ob die Patienten bei der Entlassung aus dem Krankenhaus genau über ihre Erkrankung Bescheid wussten. Das Ergebnis war ziemlich ernüchternd. Ein Großteil der Patienten ging mit dem Entlassungsbrief direkt zum Hausarzt, der das Ganze in verständliche Sprache übersetzen musste. Da gab es den einen oder anderen Aha-Moment, wenn dem Patienten endlich klar war, was genau er hatte. Ein Hoch auf die niedergelassenen Ärzte und ein kritischer Blick auf uns Krankenhausmediziner! Allerdings muss man an dieser Stelle auch erwähnen, dass es Patienten gibt, die einfach nicht verstehen wollen und aktiv gegen die Diagnose arbeiten. Entweder hat das schlichtweg was mit der „Zwischenohranhangsdrüse", ein Scherzbegriff für ein nicht allzu leistungsfähiges Gehirn, zu tun, das hier schlicht und einfach überfordert ist, oder man hat sich von der Diagnose etwas anderes erhofft, die Mediziner sprechen hier von sekundärem und tertiärem Krankheitsgewinn, oder die Diagnose ist so schrecklich, dass der Patient sie einfach nicht wahrhaben will. Insgesamt gibt's aber meiner Meinung nach gerade im Krankenhaus deutlichen Nachbesserungsbedarf. Leider war es zu meiner Studienzeit noch so, dass ich zwar ein Telefonbuch auswendig lernen konnte, aber dafür nicht wusste, wie man einen Patienten adäquat anspricht. Gesprächsführung mit dem Patienten wurde nur stiefmütterlich gelehrt. Ich kann mich nur an einen einzigen Kurs in der Vorklinik – so nennt sich die Zeit vor dem Physikum – erinnern.

Und damit sind wir schon bei Ihrem nächsten Recht: das **Recht der Aufklärung.** Wie bereits erwähnt, darf ich als Arzt eigentlich nichts an Ihnen machen, ohne jedes Mal Ihr Einverständnis einzuholen. Richtig wichtig wird dieses Einverständnis bei Untersuchungen oder Eingriffen, die auch mit Nebenwirkungen oder Komplikationen verbunden sein können. Dafür gibt es in jeder Abteilung vorgefertigte Bögen zur jeweiligen Untersuchung. Darin steht die Art der Untersuchung, die zu erwartenden Nebenwirkungen und Komplikationen. Darüber hinaus gibt es diverse Felder, in die der aufklärende Arzt Freitext schreiben kann, wenn er mit Ihnen Besonderheiten, die ganz individuell nur für Sie gelten, besprochen hat. Das Wichtigste daran ist: Der Arzt muss sich davon überzeugen, dass Sie wirklich alles verstanden haben. Sie müssen verstehen, was für ein Eingriff es ist, warum Sie ihn bekommen, was theoretisch dabei passieren kann und welche Konsequenz das Ganze für die folgende Behandlung hat.

Eigentlich geht es immer nur um eine gute Kommunikation zwischen Arzt und Patient. Je besser diese ist, umso transparenter beide Seiten füreinander sind, umso höher ist die Zufriedenheit sowohl auf ärztlicher als auch auf Patientenseite.

Ein weiteres Recht, nämlich das auf **sorgfältige Heilbehandlung gemäß einem Facharztstandard,** steht Ihnen ebenfalls zu. Nach dem sechsjährigen Studium darf man sich zwar Arzt schimpfen, aber mehr auch nicht. Ärzte durchlaufen nach ihrem Studium erneut eine fünf- bis sechsjährige praktische Ausbildung, bis sie in einer Spezialdisziplin so richtig gut sind – zumindest ist das die Idee dahinter. Wenn sich der Studienabsolvent beispielsweise dazu entschließt, Lungenfacharzt zu werden, lernt er in den ersten drei Jahren seines Berufslebens die Innere Medizin von der Basis und in all ihren Facetten kennen, um dann an einem spezialisierten Krankenhaus die Lunge mit allem Pipapo verstehen und therapieren zu lernen. Damit das auch wirklich gewährleistet ist, muss das jeweilige Krankenhaus eine Fachweiterbildungsermächtigung an der Ärztekammer beantragen, die nur dann bewilligt wird, wenn das Krankenhaus nachweisen kann, dass lungenerkrankte Menschen nach allen Regeln der Kunst dort behandelt werden können. Nach den sechs Jahren muss der Assistenzarzt eine erneute Prüfung bei der Ärztekammer ablegen und darf sich, wenn bestanden, Facharzt für Lungenheilkunde nennen.

Jetzt haben Sie aber eigentlich immer den meisten Kontakt zu Assistenzärzten, die noch mitten in der Ausbildung stecken. Dabei haben Sie doch ein Recht darauf, von einem Facharzt behandelt zu werden. Werden Sie auch: In den meisten Fällen kommt ein- bis zweimal pro Woche ein Oberarzt zu Ihnen und begutachtet Sie. Danach bespricht er mit dem Assistenzarzt das weitere Vorgehen und die zu veranlassenden Untersuchungen. An den restlichen Wochentagen findet die Kurvenvisite statt. Da berichtet der Stationsarzt dem Oberarzt, wie Sie sich so gemacht haben, welche Untersuchungen mit welchen Ergebnissen gelaufen sind und welche nicht. Der Oberarzt kontrolliert anhand der Aufzeichnungen Ihren Krankheitsverlauf.

Und damit bin ich schon bei Ihrem nächsten Recht: das **Recht auf Dokumentation mit Schwerpunkt „Diagnose und Therapie".** „Wer schreibt, der bleibt", heißt es so schön – und das ist das, was ich all meinen Assistenzärzten gebetsmühlenartig versuche nahezubringen. Die ärztliche Dokumentationspflicht dient schließlich nicht nur dem Schutz des Patienten, sondern schützt auch uns. Das Gedächtnis ist halt trügerisch und nach vier Wochen kann ich mich an die meisten klinischen Verläufe nur noch rudimentär erinnern. Wenn alles gut gelaufen ist, ist das Ganze problemlos. Folgenreich wird es aber dann, wenn es Komplikationen gab, die nicht dokumentiert sind und damit nicht mehr nachvollzogen werden können, oder wenn es eine Beschwerde seitens Angehöriger oder des Patienten gibt, die man nur schlecht aus der Welt räumen kann, weil man während des Aufenthaltes nichts dokumentiert hat. Ich schreibe quasi jede Blähung von Ihnen auf und bin damit bisher immer gut gefahren.

Daraus ergibt sich direkt Ihr nächstes Recht: das **Recht auf Akteneinsicht.** Und auch auf **Kopien der Dokumente.** Lassen Sie sich nicht abspeisen nach dem Motto: „So was geben wir generell nicht raus." Gegen einen Betrag, der den Wert des Blattmaterials widerspiegelt, bekommen Sie jede Untersuchung, die schriftlich dokumentiert wurde. Meine Frau – Sie wissen schon: die beste Ehefrau der Welt – hatte mal sehr höflich um Kopien ihrer gynäkologischen Untersuchung bei der Frauenärztin gebeten. Nicht aus Misstrauen, sondern zur Vervollständigung der häuslichen Krankenakte. Tatsächlich weigerte sich die Kollegin zunächst bis aufs Blut und wollte dann für den Arbeitsaufwand 10 Euro je Kopie. Jetzt sieht meine Frau zwar sehr zierlich aus und wirkt sehr zurückhaltend, ist es aber nicht wirklich. Schneller als Dr. David Banner zum Hulk wird, wurde meine Frau hochgradig energisch und zog nach kurzem vernichtendem Gefecht als Sieger mit allen Akten von dannen. Bitte nehmen Sie das jetzt nicht zum Anlass und gehen mit Ihrem Arzt in den Clinch, nur weil er ein paar Euro Aufwandsentschädigung haben will, aber es muss natürlich alles in Relation stehen. Akten in Gewinnabsicht an den Patienten zu verkaufen, ist jedenfalls nicht zulässig.

Das **Recht auf eine zweite Meinung** haben Sie ebenfalls. Ich habe damit gar kein Problem, wenn ein Patient die Einschätzung eines weiteren Kollegen wünscht. Bisher herrschte in den meisten Fällen Einigkeit und mich entlastet das natürlich in der Verantwortung, das Richtige zu tun, da sich die Einschätzung auf zwei Schultern verteilt. Generell bin ich auch Fan der Schwarmintelligenz, da die anderen Kollegen eben schon mal einen anderen Blickwinkel haben. Das jeweilige Krankheitsbild wird auf diese Weise noch genauer analysiert. Und in den Fällen, in denen der Kollege eine komplett andere Einschätzung hat, muss ich halt meinen diagnostischen Ansatz überprüfen und gegebenenfalls über Bord werfen. Ein Arzt kann nicht immer alles wissen, obwohl wir davon überzeugt scheinen, aber er kann immer wieder lernen.

Was ich aber komplett ablehne, sind die gar nicht mal so wenigen Krankenhaushopper. Bei diesen Patienten geht es nicht um eine zweite oder dritte Meinung oder eine gute und effektive Therapie.

Der stationäre Aufenthalt als solcher in wechselnden Häusern scheint bei diesen Leutchen Wohlgefallen auszulösen. Die Gründe des ständigen Wechsels sind beispielsweise fehlende Krankheitseinsicht und damit fehlende Therapietreue, Streit mit der Pflege, da der Aufenthalt gern mit dem in einem Hotel verwechselt wird, Unzufriedenheit mit den behandelnden Ärzten oder einer Familie zu Hause, die mit dem „Erkrankten" nicht mehr fertig wird.

Und dann sind da noch die Patienten, die mit sehr fadenscheinigen Gründen ins Krankenhaus kommen. Oft sind die Symptome nicht nachvollziehbar und passen auch nicht zueinander, die Patienten sind maximal leidend und sträuben sich mit Händen und Füßen gegen die Entlassung. Hier helfen alte Arztbriefe aus anderen Häusern oder auch die direkte Frage nach der häuslichen Versorgung. Sie glauben gar nicht, wie viele Menschen sich zum Ende des Monats in Behandlung begeben, weil schlichtweg das Geld alle und damit auch der Kühlschrank leer ist.

Ich kann mich an einen knapp 50-jährigen Patienten erinnern, den wir einmal komplett auf den Kopf gestellt hatten, um dann per Zufall zu erfahren, dass er Schulden beim regionalen Strom- und Gaslieferanten hatte und deswegen seine Wohnung nicht mehr bewohnbar war. Auch ein anderer Mann – so Mitte 30 – ist mir gut in Erinnerung geblieben: Er war aus Albanien geflüchtet und trotz seines jungen Alters schon schwer herzkrank. Er wurde regelmäßig aufgenommen, weil die von uns angedachte Therapie für das Herz scheinbar nicht effektiv war. Erst nach mehrfachen Aufenthalten in einem Abstand von sechs Monaten bis zu einem Jahr stellte sich während eines erneuten stationären Aufenthaltes heraus, dass der Mann seit Jahren abgeschoben werden sollte. Um der Abschiebung zu entgehen, setzte der Patient heimlich alle Tabletten ab, um sich gesundheitlich so zu verschlechtern, dass die Abschiebung ausgesetzt werden musste und er in einem Krankenhaus wieder aufgepäppelt wurde.

Nicht ganz so ernst krank war ein rüstiger, nahezu 80-Jähriger, der immer mit einem Fahrrad mit Anhänger in der Ambulanz parkte, irgendwas von Schmerzen erzählte, für eine Nacht aufgenommen wurde und am nächsten Tag nach dem Frühstück verschwand. Und zwar immer unter wüsten Beleidigungen und Beschimpfungen. Nachforschungen ergaben, dass er obdachlos war, mit seinem Fahrrad mal rechts, mal links den Rhein hoch- und runterfuhr und immer dann, wenn das Wetter schlecht wurde oder er zu wenig zu essen hatte, ein Krankenhaus aufsuchte. Eine Unterbringung in einem Seniorensitz lehnte er kategorisch ab und da er Herr seiner geistigen Kräfte war, hatten wir und die vielen anderen Häuser keine rechtliche Handhabe. Ich habe ihn Jahre später als Notarzt in den Rheinauen in Köln wiedergetroffen, wo ihn Passanten hilflos im Gebüsch zappelnd vorgefunden hatten. Irgendwie war er vom Weg abgekommen und hing nun im Gestrüpp. Die Bergung war problemlos und die körperliche Untersuchung blieb ebenfalls unauffällig. Dabei schimpfte er wie ein Rohrspatz und nachdem er jeden von uns so richtig beleidigt hatte, schwang er sich aufs Fahrrad und fuhr stolz davon. Allerdings nicht weit: Nach nur wenigen Metern verlor er erneut die Kontrolle über sein Rad und rauschte unter großem Getöse die Böschung runter in den Rhein. Damit hatte er sich dann doch noch einen stationären Aufenthalt verdient. Leider weiß ich nicht, was aus diesem Unikum geworden ist.

Das letzte wichtige Recht – es gibt natürlich noch ein paar andere – ist das **Recht auf freie Arztwahl.** Sie dürfen sich einen Arzt Ihres Vertrauens aussuchen und da gibt es auch kein Reinreden seitens irgendwelcher Behörden oder Versicherungen, also fast kein Reinreden. Per Gesetz wurden Ärzte und ärztliche Einrichtungen festgelegt, unter denen Sie auswählen dürfen.

„Freie Arztwahl in der Klinik?
Wenn Sie glauben,
Sie hätten Anrecht auf
die süße blonde Ärztin,
liegen Sie falsch.“

Dazu gehören:

- Zugelassene Ärzte
- Zum ambulanten Operieren zugelassene Krankenhäuser
- Diabetologische, nephrologische, onkologische und rheumatologische Fachambulanzen
- Ärztlich geleitete kommunale, staatliche und freigemeinnützige Gesundheitseinrichtungen
- Einrichtungen des Betriebsgesundheitswesens

Meiner Meinung nach sind das ganz schön viele und man sollte meinen, dass da jeder Patient das passende Ärztlein für sich finden sollte. Im Krankenhaus sieht die Lage etwas anders aus. Wenn Sie glauben, Sie hätten Anrecht auf die süße blonde Ärztin, liegen Sie falsch. In Ihrem Behandlungsvertrag unterschreiben Sie, dass jeder im Dienstplan arbeitende Arzt Ihre Behandlung übernehmen kann. Auch das ist natürlich gesetzlich festgelegt. Wäre ja sonst etwas unfair für beide Ärzteparteien: Die Beliebten arbeiten sich kaputt, weil jeder zu ihnen will, die anderen chillen entspannt auf dem Sonnendeck, müssen aber Antidepressiva nehmen, weil sie keiner will.

Zum Schluss: Wie Sie mehrfach bemerkt haben dürften, bin ich ein Freund der Gelassenheit. Falls es mit den Rechten auf Anhieb nicht klappt, bleiben Sie gelassen und wohlwollend. Sie kommen dann schon zu Ihrem Recht.

Ich hab da was gegoogelt, Doc

Ob und wie man sich am besten über seine Erkrankungen oder bevorstehende Untersuchungen und Operationen informiert, ist ein schwieriges Thema. Den gut informierten Patienten, der seine Situation und die bevorstehende Prozedur realistisch einschätzt, gibt es nämlich leider so gut wie nie. Entweder findet der Patient sich ziemlich gesund und versteht die ganze Aufregung von Angehörigen, Ärzten und Schwestern nicht oder er hat sich schon in allen Details belesen und meist auch dank diverser Gesundheitsforen mit verschiedenen Endzeitvisionen vertraut gemacht, die den vermutlich tragischen Verlauf der bevorstehenden, eigentlich harmlosen Darmspiegelung in allen Facetten schildern. In solch einem Forum kann eben auch jeder schreiben, was er will – ob wahr oder nicht. Beide Herangehensweisen bringen Probleme mit sich.

Bei der Aufnahme ins Krankenhaus wird der ignorante Patient die Frage nach Vorerkrankungen mit „Also ich merke nichts." oder „Im Großen und Ganzen bin ich gesund." beantworten. Nur der Arzt findet den hohen Blutdruck, das bisschen Zucker und die 40 Zigaretten am Tag problematisch – und klar: Abnehmen könnte man ein bisschen, aber wer könnte das nicht.

Gefährlich wird es dann, wenn ein junger und noch unerfahrener Kollege diesem Patienten glaubt, dass er im Großen und Ganzen gesund ist, und ihn falsch oder eben nicht behandelt. Beides ist gefährlich. Wenn man also regelmäßig Medikamente einnehmen muss, auch wenn nur der Arzt das nötig findet, und/oder schon mal eine größere Operation oder Untersuchung hatte, sollte man das dem neugierigen Arzt in der Ambulanz oder auf der Station schon freiwillig sagen.

Der wird sonst richtig traurig, wenn im Verlauf des Aufenthaltes alte Arztbriefe von Kollegen aus anderen Häusern oder Abteilungen auftauchen, in denen steht, dass man verschiedene neu angeordnete Untersuchungen vor Kurzem anderswo gehabt hat oder dass das eine oder andere Organ doch nicht mehr so taufrisch, sondern schon mehrfach voroperiert ist. Vor allem bei richtig wichtigen Organen wie Herz, Lungen, Nieren und Gehirn sollte man nicht schludern. Dass man vor 50 Jahren den Blinddarm und die Mandeln verloren hat, kann man hingegen auch mal vernachlässigen.

Am besten sagt man einfach alles oder bringt noch besser die alten Arztbriefe, Medikamentenlisten und weitere wichtige Infos mit ins Krankenhaus und überlässt dem Arzt das Sortieren.

Der gemeine Google-Hypochonder hat zudem gern eine Vorliebe für Naturheilverfahren und Homöopathie. Da ist grundsätzlich gar nichts gegen zu sagen. Bei vielen ist diese Vorliebe aber leider mit einer generellen Aversion gegen die Schulmedizin und die ganze Chemie, die in den Medikamenten steckt, vergesellschaftet. Dabei sind viele Medikamente sogar der Natur nachempfunden, die ihres Zeichens mit Giften nicht geizt.

In Zeiten von Internet und Google summieren sich dann schnell echte Informationen über eine Krankheit mit extrem seltenen Komplikationen, Halbwahrheiten oder auch schlichtweg Unwahrheiten. Das Problem ist, dass man online selbst als Profi Einzelmeinungen von Experten oder wissenschaftliche Studien nur erschwert unterscheiden kann.

All das führt zu einer oft beängstigenden Mischung aus teils fundiertem Wissen und Panikmache. Die armen Patienten sitzen dann mit angstgeweiteten Augen vor dem Arzt und haben schon seit Wochen im Hinblick auf den anstehenden Termin nicht mehr richtig geschlafen. Stattdessen haben sie in den Nächten mantraähnlich die lange Liste möglicher gefährlicher Komplikationen hoch- und wieder runtergescrollt.

Die meisten kennen die Theorie der Self Fulfilling Prophecy, also der selbsterfüllenden Prophezeiung. In der Medizin nennt man das den Placebo- oder auch Nocebo-Effekt, je nachdem, ob man eine gute oder schlechte Prophezeiung über sich getroffen hat.

Medikamente werden, bevor man sie auf den Markt bringt und an die ganze Welt verteilt, erst mal in kleinen oder größeren Gruppen getestet. Man testet dabei gegen einen Placebo, das heißt gegen eine Tablette, in der gar kein Wirkstoff enthalten ist. Am Ende muss die Tablette mit Wirkstoff besser wirken als die ohne – logisch.

Dabei hat man festgestellt, dass auch Tabletten ohne Wirkstoff eine beachtliche Wirkung zeigen, wenn man den Testpersonen vorher gesagt hat, welche Wirkung zu erwarten ist. Ein Beispiel: In beiden Gruppen sinkt zum Beispiel der Blutdruck – sowohl bei den Patienten mit echter Blutdrucktablette als auch bei denen, die eine wirkungslose Version verabreicht bekommen haben.

Das nennt man Placebo-Effekt, der durchaus 30 Prozent betragen kann. Ein echtes Medikament muss also in diesem Fall schon mal mehr als 30 Prozent Verbesserung bringen, ansonsten kann man es nicht zulassen und könnte genauso gut Zuckerperlen nehmen. Die haben wenigstens keine Nebenwirkungen, würde man meinen, ist aber falsch. Hier kommt der Nocebo-Effekt ins Spiel. Wenn man im gleichen Versuchsaufbau den Testpersonen eine Reihe wahrscheinlicher Nebenwirkungen nennt, bekommen die Patienten, die nur Zuckerperlen genommen haben, ebenfalls Symptome, also Kopfschmerzen, Übelkeit, Hautausschlag und viele andere.

Unbewusst ist der Mensch also imstande, gewissermaßen wie in Selbsthypnose eine gewünschte oder leider auch ungewünschte körperliche Reaktion hervorzubringen. Wenn ich glaube, dass es mir im Krankenhaus schlecht gehen wird, stehen die Chancen gut, dass das treue Unterbewusstsein das seinerseits Mögliche tut, damit das auch eintrifft. Entsprechend lohnt es sich, ein bisschen vorsichtig zu sein und genau zu prüfen, auf welchen Internetseiten man sich informiert.

Gut informiert zu sein, ist wichtig und sinnvoll, aber unnötige Angst und Panikmache schadet eher, als dass sie nützt. Wenn man trotzdem nach einem nächtlichen Mantra sucht, dann lieber: „Et hätt noch emmer joot jejange."

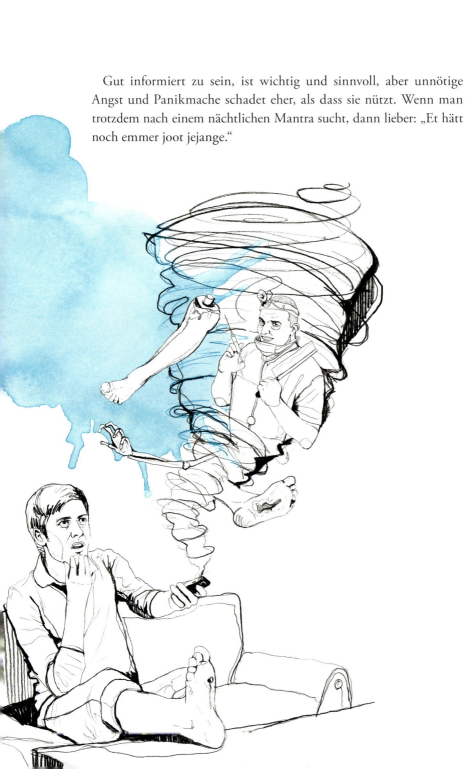

Auge um Auge, Zahn um Zahn
Gewalt im Krankenhaus

Darf ich dem behandelnden Arzt drohen? Oder ihm vielleicht gleich aufs Maul schlagen? Was sind das denn für dämliche Fragen? Wer schlägt schon seinen Arzt – denken Sie. Ich sage: Denken Sie um! Gewalt durch Patienten und Angehörige gegenüber Ärzten und Pflegepersonal ist mittlerweile traurige Gewohnheit geworden. Die vermeintliche Unfähigkeit des Arztes oder die viel zu langsame Krankenschwester nehmen einige Zeitgenossen zum Anlass, um mal richtig die Sau rauszulassen. Das fängt mit verbalen Ausfällen an, die jeglicher Beschreibung spotten, geht aber gern auch mal in körperliche Gewalt über, die schon manchen Retter zum Patienten gemacht hat. Es gibt einfach Charaktere, bei denen jede Eskalation in Gewalt endet, da ist das Krankenhaus keine Ausnahme.

Insbesondere bei Familien mit einer sehr engen Beziehung innerhalb des Clans, wie es heute noch bei Roma und Sinti, aber auch den sonst so entspannten Südländern vorkommt, schwappen die Emotionen insgesamt etwas höher und man muss als Arzt schauen, dass man einen entsprechenden Sicherheitsabstand einhält.

Ein Kollege betreute vor Jahren den Chef eines großen Zigeuner-Familienclans. Der Patriarch war trotz seines wilden Lebens alt wie Methusalem geworden und nun am Ende seines Weges angelangt. Nur seine Familie, insbesondere die Söhne, sah das nicht so. Täglich liefen sie in Dutzenden auf die Station und fragten meinen Kollegen, warum es dem Herrn Papa nicht besser gehen würde. Ungezählte Male führte der Stationsarzt mit scheinbar täglich wechselnden Rangesältesten ausführlichste Gespräche über die schlechte Prognose und bat darum, dass sich alle auf das Sterben des Anführers einstellen sollten. Was in Anbetracht seines hohen Alters und einiger ziemlich schwerer Erkrankungen völlig legitim war. Leider waren die Angehörigen komplett beratungsresistent und wollten die finale Situation einfach nicht wahrhaben. Anfangs wurden dem Arzt Bargeld und Sachgeschenke geboten, der diese jedoch dankend ablehnte, da er im Vollbringen von Wundern einfach nicht versiert war. Nachdem Papachen jeden Tag etwas weniger vital war, wurde der Tonfall deutlich schärfer. Man unterstellte meinem Kollegen mangelnde Hilfsbereitschaft und Intoleranz gegenüber Zigeunern (was weder damals noch heute zutraf, obwohl er inzwischen einige Gründe dafür hätte), dann begannen die Drohungen, was man alles mit ihm und seiner Familie Böses anstellen würde, sollte der Chef sterben. Dummerweise tat dieser dasselbige wenige Tage später. Was soll ich sagen: Etwa fünf Stunden nach dem Sterbezeitpunkt war eine Hundertschaft „engerer" Familienmitglieder in der Klinik und versuchte, meinen Kollegen zur Rechenschaft zu ziehen. Erst durch den Einsatz der Polizei und den folgenden mehrwöchigen Polizeischutz gelang es ihm, Schlimmeres zu verhindern und nach langer, langer Zeit wieder ins halbwegs normale Leben zurückzukehren.

Nicht dass Sie mich falsch verstehen: Es sind nicht nur Zigeuner – mit denen ich übrigens hervorragend klarkomme und deren Musik ich liebe –, die ihre Angehörigen so heiß und innig lieben, dass ein rationales Gespräch einfach nicht stattfinden kann. Ich kann mich an einen Nachtdienst erinnern, bei dem ich von einer völlig panischen Schwester auf die Privatstation gerufen wurde, da ein Angehöriger gegen drei Uhr morgens das bisherige Therapiekonzept für den Patienten infrage stellte. Interessanterweise handelte es sich um einen seit Wochen und Monaten verloren gegangenen Sohn, der im Rahmen eines Familienzwists über seinen Lebenswandel das Weite gesucht hatte und nun schwer alkoholisiert vor mir stand. Ich weiß ja nicht, wie es Ihnen geht, aber morgens um drei gehöre ich zu den Menschen, die einfach lieber entspannt im Bett liegen, als unsinnige Diskussionen mit Betrunkenen zu führen. Ich bin eher die Lerche als die Eule. Dementsprechend entnervt und ziemlich müde schleppte ich mich auf Station, wo der Mann lautstark Rambazamba veranstaltete.

Sagte ich bereits, dass es drei Uhr morgens war? Drei Uhr morgens! Und vor mir stand ein völlig besoffenes Rumpelstilzchen, das zumindest bisher viel Spaß beim Saufen hatte, während ich arbeiten durfte. Dementsprechend kamen wir auf keine gleiche Wellenlänge, insbesondere war durch den Alkohol die Zunge meines Gegenübers deutlich zu schwer, um akzentuiert zu sprechen, und ich kann bis heute nicht sagen, ob er sich über unsere gute Behandlung des Papas beschwert hat, weil er auf sein Erbe hoffte, oder ob er tatsächlich Behandlungsfehler befürchtete, die er unbedingt klären wollte.

Gegen 3.10 Uhr war meine Geduld komplett aufgebraucht und ich dachte ernsthaft über eine Intubation meines Gegenübers nach. Also keine gute Ausgangsbasis für eine Deeskalation. Gott sei Dank war da noch die Krankenschwester, die mich zur Besonnenheit aufrief und inständig bat, meinen Kollegen anzurufen. Dieser Oberarzt war bekannt für seine Wilhelm-Busch-Zitate und die schlauen Sprüche zur Diagnostik und Therapie von Kranken. Beispiele: „Was quakt wie eine Ente, watschelt wie eine Ente und schwimmt wie eine Ente, ist eine Ente." „Dieser Patient ist nicht für seine Erkrankung gemacht." „Hatten Sie das schon mal? Dann haben Sie es jetzt wieder." Wie er mir aber bei einem alkoholisierten Giftzwerg helfen sollte, war mir schleierhaft. Nichtsdestotrotz rief ich ihn an und justament, als er verschlafen an den Hörer ging, ging mir Rumpelstilzchen an den Hals und attackierte mich. Den ersten Angriff wehrte ich noch durch einen geschickten Sidestep ab und Rumpelstilzchen donnerte, vom Schwung getragen, gegen die Tür zum Schwesternzimmer. Das verschaffte mir wiederum etwas Zeit und ich schilderte kurz die Situation. Daraufhin erfolgte der nächste Angriff und Rumpelstilzchen schaffte es tatsächlich, meinen Hals zu fassen und mich zu würgen. Dementsprechend konnte ich nur noch gurgelnde Geräusche von mir geben, während mein Oberarzt mit entspannter Stimme ins Telefon sprach: „Heiwi, du musst ihn gedanklich austanzen. Entspann dich und tanz ihn aus. Und jetzt lass mich weiterschlafen." Ja, schönen

Dank auch. Für die gewünschte mentale Überlegenheit fehlte mir schlichtweg die Luft und wir hatten 3.15 Uhr. Ein sehr schlechter Zeitpunkt, um körperlicher Gewalt mit geistiger Gelassenheit zu begegnen. Aus Freude am Atmen und Weiterleben musste ich meine auf ein Meter neunzig verteilten 95 Kilogramm gegen diesen zwar fast wehrlosen, aber zu allem entschlossenen Trunkenbold einsetzen, was ihn in Echtzeit vom Angehörigen zum Patienten machte, mir aber wieder Luft verschaffte. So kann's kommen. Klingt alles ziemlich lustig, war es aber nicht. Und natürlich muss man sich anschließend Fragen stellen lassen, warum man das nicht souverän verbal gelöst hat. Fragen Sie mal die Kolleginnen, die sich solchen Gewalttätigkeiten aussetzen müssen!

In einer bundesweiten Studie ergab sich ein erschreckendes Ergebnis. 1.400 Ärzte wurden in deren Rahmen hinsichtlich erlebter Gewalt und Aggression befragt. Mehr als die Hälfte der Befragten gab an, in den vergangenen zwölf Monaten mit leichter oder mittelstarker Aggression konfrontiert worden zu sein. Jeder zehnte hatte sogar starke Aggression erlebt. Neben Beleidigungen und Diffamierungen im Internet wurden die Kollegen körperlich angegangen, bestohlen und teilweise sexuell genötigt. Gerade die Kolleginnen fühlten sich bei Hausbesuchen im Bereitschaftsdienst ziemlich alleingelassen, da aktuell kein wirkliches Back-up-Sicherheitssystem existiert. Vier von fünf Aggressoren waren Männer und ein nicht unbedeutender Anteil in irgendeiner Form intoxikiert – also besoffen oder durch andere Mittel berauscht.

Wussten Sie, dass es in den meisten Städten ein Stadtviertel gibt, in dem die Rettungskräfte sich nur mit Polizeischutz sicher fühlen? In Köln ist das der Kölnberg, eine Hochhaussiedlung im Stadtteil Meschenich, 4.000 Menschen aus knapp 60 Nationen leben dort. In der Nacht erwacht der Kölnberg zum Leben, Menschentrauben sind auf der Straße, teilweise kleine Kinder, die morgens um zwei draußen spielen. In den Hochhäusern wohnen viele Prostituierte und

Junkies, teilweise nicht gemeldet, und oft ist der Dealer der direkte Nachbar. Überall riecht es nach Urin und Fäkalien, Müll wird oft einfach aus dem Fenster geworfen. Und nicht nur Müll – vor nicht allzu langer Zeit wurde auch eine Leiche stante pede vom Balkon geworfen. In meiner Zeit als Notarzt war eigentlich in jeder Nacht mindestens ein Einsatz in diesem Bezirk. Und ich war immer froh, wenn die Rettungswagenbesatzung aus stämmigen Feuerwehrmännern bestand und nicht aus zierlichen 50-Kilogramm-Mädels. Bei der Ankunft bot sich uns immer ein skurriles Bild von vielen jungen Männern auf der Straße, in kleinen Gruppen zusammenstehend, die uns misstrauisch beobachteten. Eine Parallelwelt mit eigenen Regeln und Gesetzen, in der auch die Polizei nicht viel zu sagen hatte. Es war schon schwierig, den Patienten zu finden, da viele Hochhäuser gar keine Klingelschilder hatten. Oft standen wir im falschen Haus vor der falschen Wohnung. Ich stand dabei übrigens nie direkt vor der Tür, da ich Paranoia hatte, dass irgendein Wahnsinniger durch die Tür schießen könnte. Diese Angst beruht übrigens auf einem meiner allerersten Einsätze, bei dem ein Irrer völlig unerwartet durch die Tür zwei Polizisten angeschossen und dabei lebensgefährlich verletzt hatte. Bei einigen Wohnungen erübrigte sich das Klingeln, da auch das Türschloss fehlte. Bei den anderen dauerte es eine Ewigkeit, bis endlich geöffnet wurde, und oft sah der Bewohner so aus, als ob er einen Notarzt gut gebrauchen könnte, obwohl er gar nicht der Anrufer war. Und so zog sich die Odyssee von Wohnung zu Wohnung, bis man endlich den Einsatzort gefunden hatte. Grundsätzlich waren die Wohnungen nie beleuchtet, sodass wir immer mit großem Unbehagen eintraten. Als Erstes galt es, nach Hunden zu schauen, die gern mal aus der Dunkelheit auftauchten, wahlweise auch zu zweit oder zu dritt und in jeder Größe. Dann taperten wir vorsichtig weiter, den Blick nach unten gerichtet, die Fantasie ging uns angesichts von Gerüchen und Eindrücken manchmal durch. Im Wohnbereich musste schließlich geklärt werden, wie viele Personen eigentlich anwesend waren. In einer nur durch eine Funzel beleuchteten Wohnung ist das nämlich gar nicht so einfach. Oft sah man in der Ecke einen Haufen alter Klamotten, der sich aber urplötzlich bewegte und aufrichtete und einen Menschen beinhaltete. Dann versuchten wir herauszufinden, wer denn nun unser Patient war, teilweise saßen da mehrere Personen, oft stark angetrunken oder zugefixt, und keiner wusste so richtig, wer warum den Notarzt gerufen hatte. Die, die sich schlichtweg nicht mehr erinnern konnten, wurden oft ziemlich aggressiv, weil sie sich von uns in ihrer Ruhe gestört fühlten, und legten uns nahe, die Wohnung schnell wieder zu verlassen, was wir auch taten. Manchmal wurden wir zusätzlich aus höheren Stockwerken bespuckt oder aber auch gern mal mit überflüssigem Interieur oder sogar Steinen beworfen.

Sie denken, dass das doch nur bei Asis vorkommt? Leider weit gefehlt! Ich war mal bei einem chefärztlichen Kollegen, dessen Frau notärztlichen Beistand brauchte. Beste Gegend, tolle Villa, teurer Boden – und der sollte bitte nicht zerkratzt werden. Das war das Erste, was der Kollege mir total genervt entgegenbrüllte. Kein Wort über seine Frau oder ihren Gesundheitszustand. Die Trage musste vor der Tür stehen bleiben, wir durften nur das Nötigste mit hineinnehmen. Nach kurzer Sichtung der Frau Gemahlin war klar, dass sie nicht nur ernsthaft, sondern lebensgefährlich erkrankt war und wir sie an Ort und Stelle behandeln und notversorgen mussten, um dann schnellstmöglich ein Krankenhaus anzusteuern. Dem liebenden Ehemann gefiel mein Konzept allerdings gar nicht, er verlangte von mir die Behandlung seiner Frau vor der Tür. Seiner Meinung nach würde sie ja wohl noch in der Lage sein, die paar Meter zur Tür zu laufen. Ich widersprach und ordnete die Versorgung im Haus an, was zu einem Wutanfall des Bodenbesitzers und unfassbaren Beleidigungen gemischt mit Bedrohungen – gerichtet an mich – führte. Wäre seine Frau nicht so krank gewesen, hätte ich vermutlich über eine Zwangseinweisung in die nächste Psychiatrie nachgedacht.

Stattdessen versuchte ich im Sinne der Patientin, meinen aufsteigenden Zorn zu zügeln und die deutlich schlechtere Hälfte zu ignorieren. Diese Deeskalation brachte den Wahnsinnigen so aus dem Konzept,

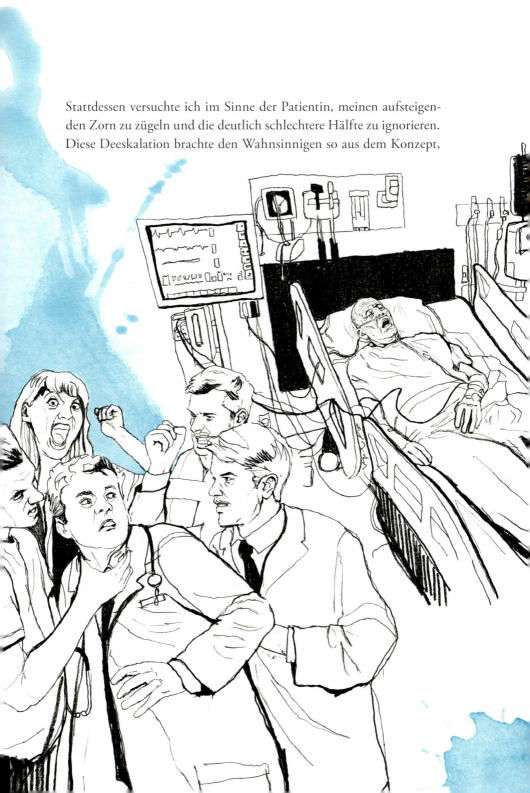

dass er im Galopp urplötzlich den Schauplatz verließ. Der Abtransport gelang dann ohne Zwischenfälle und wir verließen das Haus, ohne den Hausherrn nochmals gesehen zu haben. Natürlich waren wir alle ziemlich geschockt über dieses unfassbare Verhalten. Aber da es meiner Patientin deutlich besser ging und es auch streng auf den Feierabend zuging, ließ ich den bösen Mann einen bösen Mann sein. Jeder Jeck ist halt anders.

Traurigerweise sind Gewalt und Aggression gegen Ärzte, Pflegepersonal und Rettungskräfte mittlerweile so alltagsgegenwärtig, dass Fortbildungen für dieses „Risikopersonal" angeboten werden, die auch zahlreich besucht sind. Neben theoretischen Unterrichtsstunden, in denen verschiedene Methoden der Gewaltdeeskalation durchgesprochen oder rechtliche Aspekte erläutert werden, geht es im praktischen Teil richtig zu Sache. Konfliktsituationen werden nachgespielt, es wird erklärt, wie man sich bei konkreter Gewaltanwendung verhält und was bei Schuss- oder Stichverletzungen zu tun ist. Einer meiner ehemaligen Oberärzte, ein typischer Sauerländer, hat nach jeder Visite folgende Worte zu mir gesagt: „Heiwi! Die Kruste der Zivilisation ist ziemlich dünn. Achte darauf, dass du immer eine hohe Mauer um dein Haus hast." Damals fand ich das etwas übertrieben, mittlerweile kann ich es durchaus nachvollziehen.

Das hehre Bild des unnahbaren Halbgottes, der über die Krankenhausflure wandelt und Heilung verspricht, existiert nur noch in Ausnahmefällen. Und irgendwie ist das gut so. Der moderne Arzt in der heutigen Zeit sollte ein Mensch zum Anfassen – Hallo, anfassen habe ich gesagt, nicht verprügeln! – sein, der nicht mit erhobenem Zeigefinger über Ihre körperlichen Defizite urteilt, sondern urteilslos Ihre Erkrankungen annimmt und versucht, das Beste für Sie herauszuholen.

Auf der anderen Seite kann es aber auch nicht sein, dass der Arzt der Sündenbock für alle Versäumnisse im Leben ist. Auch er kann Lebenszeit nicht nach Wunsch verlängern!

Behandeln Sie noch oder schlafen Sie schon?

Mein Papa hat immer gesagt: „Dummheit frisst, Intelligenz säuft.“ Wenn ich das Ganze auf meine ärztlichen Kollegen und auch auf mich beziehe, kann ich das nicht bestätigen – ich wäre demnach eine saudumme Intelligenzbestie.

Tatsächlich ist es bei uns Ärzten wie mit des Schusters Schuhen, die am schlechtesten besohlt sind. Wir predigen gesundes Leben ohne Laster – mit wenig Alkohol, keinen Zigaretten, nur frisch Gekochtem aus dem Biomarkt, ausreichend Sport und Bewegung. Doch kaum sind wir nach der Arbeit zu Hause, heißt es: „Hoch die Tassen!“ Rauchende und No-sports-Kollegen gibt es ebenfalls reichlich. Und mal ehrlich: Wann haben Sie Ihren Arzt das letzte Mal aus dem Bioladen kommen sehen?

Vor etwa sieben Jahren wurden in einer Studie knapp 1.300 Ärzte mit einem Durchschnittsalter von 48 Jahren und geschlechtergleicher Verteilung mit circa 47 Stunden Arbeitszeit pro Woche zu ihren Stressbewältigungsstrategien befragt. Das Ergebnis zeigte einen – im Vergleich zur Normalpopulation – deutlich höheren Substanzmissbrauch. Die befragten Kollegen gaben an, dem beruflichen Stress mit Alkohol oder Medikamenten zu begegnen, um zumindest am Feierabend etwas Ruhe zu finden. Die Hauptursachen lagen vor allem in langen hektischen Arbeitstagen sowie an der hohen emotionalen Belastung im Patientenumgang und bei schwierigen Entscheidungen.

Aber arbeitet ein Arzt wirklich härter, länger, höher? Ein schwieriges Thema, da ich uns Ärzte nicht als jammernde, Audi-A6-fahrende Weicheier darstellen möchte. Andererseits brauche ich ja eine gute Entschuldigung für das regelmäßige Feierabendbier.

Erst mal zu den Fakten: Nachdem in früheren Jahren die jungen Assistenzärzte wirklich bluten mussten, da für sie kein wirkliches Arbeitszeitschutzgesetz bestand, existieren nun doch einige

Arbeitszeitschutzgesetze, an die sich auch Ärzte halten müssen. Ich erinnere mich noch gut an die Litaneien eines Chefs, die er an uns Jungassistenten richtete, wo er mit vor Stolz geblähter Brust vor uns stand und von den 36-Stunden-Diensten, wohlgemerkt am Stück, erzählte. Danach ging man natürlich nicht nach Hause, sondern ins Labor, wo man bis spät in die Nacht an der Dissertation arbeitete, um morgens mindestens eine Stunde vor dem offiziellen Dienstantritt wieder in der Klinik zu sein. Ja, Chef, langweilig, und ja, wir wissen es: Die Sommer waren auch viel heißer und die Winter viel kälter. Unglücklicherweise habe ich mich zuletzt dabei ertappt, wie ich meinen Assistenten in ähnlicher Art von meinen natürlich deutlich härteren Diensten erzählte. Sie hatten alle denselben gelangweilten Gesichtsausdruck wie ich damals.

Laut europäischem Arbeitszeitgesetz darf die wöchentliche Arbeitszeit die 48-Stunden-Grenze nicht überschreiten. Einschließlich der Überstunden. Und auch ein Bereitschaftsdienst ist der Arbeitszeit zuzurechnen. Anders ausgedrückt: Wenn jeder Arzt heutzutage tatsächlich nur 48 Stunden in der Woche arbeiten würde, wären die meisten Patienten einige Stunden pro Tag oder Nacht ohne ärztliche Versorgung und müssten schauen, dass sie es irgendwie bis zum nächsten Schichtbeginn schaffen. Da wünsche ich den betroffenen Patienten: „Good luck!"

Da die meisten Ärzte aber ein bisschen gaga und leidensfähig sind, da zähle ich mich absolut dazu, haben wir uns zu einer besonderen Regelung hinreißen lassen: die Opt-out-Regelung.

„Opt out" bedeutet „aussteigen" – und zwar steigt der Arbeitnehmer aus dem Arbeitsrecht aus und verpflichtet sich gegen geltendes europäisches Gesetz zu mehr als 48 Stunden Arbeitszeit.

Die darf zwar nicht unendlich gestreckt werden, aber zumindest auf 60 Stunden die Woche. Mit kleineren Tricks geht sogar etwas mehr. Oft bekommt man so einen Opt-out-Vertrag direkt mit dem Arbeitsvertrag vorgelegt, da die Dienstmodelle im jeweiligen Krankenhaus nur auf diese Weise funktionieren. Man nimmt die Mehrarbeit billigend in Kauf. Auf diese Weise kann ein Arzt am Montag einen 24-Stunden-Dienst bestreiten, geht am Dienstag ins „Frei nach Dienst" und kommt Mittwoch, Donnerstag und Freitag regulär. Gesamtzeit: 24 Stunden + 3 * 7,5 = 46,5 Stunden. Das ist eine harmlose Woche. In den meisten bundesdeutschen Kliniken werden fünf bis sieben 24-Stunden-Dienste pro Monat geleistet. Je nach Krankenstand des Kollegiums auch mehr. Mein Rekord lag bei elf von diesen 24-Stunden-Diensten in einem Monat. Entsprechend sah ich danach auch aus.

Einige Ärzte fahren am Wochenende oder in der Nacht oft zusätzlich als Notarzt. Natürlich auf freiwilliger Basis, aber dieses Personal wird gerade in ländlichen Bereichen dringend benötigt, da sonst kein ärztliches Back-up für die Region gewährleistet werden kann. Und so kommt man locker auf eine Arbeitszeit, die – in Geld ausgedrückt – für ein feines Essen im besten Restaurant reicht. Und dem Rosenverkäufer kann man den ganzen Strauß abkaufen, den man braucht, um die Frau über die dauernde Abwesenheit hinwegzutrösten.

Ich bin damals fanatisch gern als Notarzt gefahren und habe teilweise traurige Arbeitsrekorde aufgestellt. Da gab es den 24-Stunden-Dienst im Krankenhaus, gefolgt von 24 Stunden Notarztdienst und wieder acht Stunden Krankenhaus. Dann war erst Mittwochabend, der Rest der Woche kam noch. An die Abende danach habe ich wenig Erinnerungen. Wie ich von meiner lieben Frau erfahren durfte, kam ich meistens wortlos nach Hause, ging zielstrebig zum Kühlschrank, nahm mir ein Bier, machte es auf, ging zur Couch und schlief sofort ein. Schade auch um das Kaltgetränk.

Ein weiteres Problem, die Arbeitszeit einzuhalten, sind übrigens Sie. Ja, Sie und all die anderen Patienten. Sie halten sich nämlich so gar nicht an meine Arbeitszeiten, sondern drehen immer dann auf, wenn ich nach Hause möchte.

Im Gegensatz zu einem Kfz-Mechaniker kann der Arzt den Patienten nicht in die Garage beziehungsweise ins Patientenzimmer schieben und am nächsten Tag „Reparaturen vornehmen". Oft sind nachmittags belastende Patienten- oder Angehörigengespräche zu führen, die in Ruhe und mit Zeit erfolgen sollten. Entlassbriefe müssen geschrieben werden, da der Oberarzt kurzfristig die Entlassung von mehreren Patienten am nächsten Tag wünscht. Ein Patient verschlechtert sich pünktlich zum Feierabend und muss auf die Intensivstation verlegt werden. So läppert sich das ganze Programm und der Feierabend verschiebt sich immer mehr nach hinten. Natürlich gibt es einen Dienstarzt, der theoretisch die liegen gebliebene Arbeit erledigen könnte. Aber er hat in den meisten Arbeitsmodellen die Ambulanz zu versorgen, die selten still steht. Selbst in dem unwahrscheinlichen Fall, dass dort tatsächlich wüstenähnliche Ödnis herrscht, hat man als übergebender Kollege kein gutes Gefühl, den Bereitschaftsarzt in Patientenfälle einzuweisen, die teilweise sehr komplex sind und deswegen durch den dauerhaft behandelnden Stationsarzt abgearbeitet werden sollten – und nicht von dem armen Kerl, der zum einen von dem Casus knacksus bisher nichts wusste und zum anderen eine sehr unruhige Nacht vor sich hat.

Die sogenannten Bereitschaftsdienste sind ein weiterer Knackpunkt. Im medizinischen Sektor gibt es verschiedene Arten. Dazu gehört der Bereitschaftsdienst des Oberarztes, der zu Hause oder in einem Zimmer im Krankenhaus nichts machen muss, bis der vor Ort schuftende Assistenzarzt eine telefonische oder die persönliche Unterstützung vor Ort anfordert. Es gibt den Schattendienst, eine Art Bereitschaftsdienst, der gern in Arbeitsmodellen von Chirurgen genutzt wird: Ein Assistenzarzt ist im Krankenhaus vor Ort und erledigt die anfallende Arbeit auf Station und in der Ambulanz, der Schattendiensttätige darf so lange zu Hause sein, wie der an der Front Tätige klarkommt. Tritt der Fall ein, dass der Frontkämpfer operativ tätig sein muss, wird er so lange von seinem „Schatten" in der Ambulanz und im Haus vertreten. Und so ziemlich in allen medizinischen Kliniken gibt es die 24-Stunden-Bereitschaftsdienste.

Nach § 3 des Arbeitsschutzgesetzes beträgt die tägliche Arbeitszeit acht Stunden. Sie kann aber auf zehn Stunden ausgeweitet werden, wenn im Durchschnitt die acht Stunden erhalten bleiben. Wird Bereitschaftsdienst angeordnet, kann diese Arbeitszeit nochmals ausgeweitet werden, aber Ruhezeiten und die Erholungsphasen danach sollten eingehalten werden.

Dementsprechend hat jeder Arzt, der im Bereitschaftsdienst tätig ist, ein kleines, schmuckes Zimmer mit eigenem Bett (meistens genauso alt wie das Haus selbst), einem Fernseher mit keinem oder eingeschränktem Empfang und einer Toilette mit Dusche, die man selbst mit Feuerwehrstiefeln nur ungern betreten will. Formal darf sich der Arzt nach Beendigung seiner regulären Arbeitszeit und vor dem Beginn des Bereitschaftsdienstes dorthin zurückziehen und einen zwölfstündigen Schönheitsschlaf genießen. Am nächsten Morgen steht er gut gelaunt auf, hat im Schlaf ordentlich Geld kassiert und genießt den freien Tag in der Sonne, während die Normalbürger sich zur Arbeit schleppen …

Das können Sie so gern mal einem Bereitschaftstätigen erklären. Sorgen Sie aber für genug Abstand, es könnte zu Gewalttätigkeiten zu Ihren Ungunsten kommen.

Anhand eines recht typischen Bereitschaftsdienstes eines Anästhesisten (nämlich meiner besten Frau von allen) möchte ich Ihnen den Ablauf schildern:

Meine Frau arbeitet als Narkoseärztin in einem mittelgroßen Kölner Krankenhaus. Tagsüber begleitet sie Operationen der Orthopäden, Gynäkologen, Chirurgen oder HNOler und ab 16 Uhr ist sie für die Intensivstation verantwortlich. Diese wird interdisziplinär geführt, dementsprechend teilt man sich die Station mit dem internistischen Kollegen. Die Intensivstation verfügt über elf Betten und je nach internistischem Bedarf (und wir Internisten sind ja sehr gern maßlos) kann man als Anästhesist schon mal Glück haben, nur zwei bis drei Patienten betreuen zu müssen.

Bei einem typischen Dienst waren es nur zwei Patienten, sodass die Ausgangslage gar nicht schlecht war. Der eine Patient war postoperativ wieder so weit genesen, dass in den nächsten Tagen eine Verlegung auf die Normalstation geplant war, der andere hatte eine schwere Operation hinter sich gebracht und war nur leidlich stabil. Dennoch sah es nach einem eher ruhigen Dienst aus und da der Geburtstag unserer Kleinsten am nächsten Tag anstand, war das auch absolut notwendig. Wenn da nicht Murphy und sein dämliches Gesetz gewesen wären.

Von jetzt auf gleich verschlechterte sich der Wackelpatient so dramatisch, dass er notfallmäßig künstlich beatmet werden musste. Meine Frau kontrollierte die Blutparameter, dabei fiel ihr ein sehr niedriger Hb-Wert auf (Hb = Hämoglobin, ein wichtiger Bestandteil des Blutes, an dem Sauerstoff binden kann). Der Patient blutete akut und man musste davon ausgehen, dass er eine Komplikation aus der vorangegangenen Operation entwickelte. Entsprechend wurde der chirurgisch tätige Kollege informiert, der eine sofortige Operation empfahl, um die Blutungsquelle zu suchen und zu stillen. Gesagt, getan. Der Patient wurde für die bevorstehende Operation vorbereitet, er bekam Blutkonserven und blutgerinnungsstabilisierende Medikamente. In der OP selbst mussten nochmals unzählige Blutkonserven gegeben werden, die Blutungsquelle selbst wurde aber nicht gefunden. Man musste von einer diffusen Blutung ausgehen und in weiteren Blutkontrollen sah man, dass die Blutgerinnung im Rahmen eines Leber- und Nierenversagens nicht mehr durch den Körper gewährleistet wurde.

Nach mehreren Stunden wurde die Operation beendet und meine Frau fuhr mit dem Patienten zurück auf die Intensivstation. Dort erfolgten über mehrere Stunden weitere Gaben diverser Blutkonserven und Blutgerinnungsprodukte. Gegen halb drei morgens stabilisierte sich der Patient und meine Frau konnte sich für geplante zwei Stunden (bis zur nächsten Blutkontrolle) auf ihr Zimmer zurückziehen, um etwas Kraft zu tanken. Zumindest dachte sie so. Gerade als sie im Bett lag, riefen die Gynäkologen aus dem Kreißsaal an. Kinder kommen nämlich gern nachts und meine Frau musste zu der Gebärenden für eine Rückenmarksnarkose. Damit war ihr Zeitfenster der Pause geschlossen und sie verbrachte den restlichen Dienst auf der Intensivstation mit Patientenvisite und Vorbereitung der Übergabe an die Kollegen. Gegen neun Uhr morgens war sie zu Hause und wurde von den drei Kids sehnsüchtig zur Vorbereitung der Geburtstagsparty erwartet.

Jeder Kollege, der im 24-Stunden-Dienst arbeitet, kann von solchen Abläufen berichten – egal, in welcher Stadt, in welchem Krankenhaus und in welcher Fachrichtung er sich befindet.

Bei den Amerikanern ist es übrigens noch schlimmer. Da sind 80-Stunden-Wochen gar nichts und wer weniger arbeitet, gilt als Verlierer. Die einhellige Meinung, insbesondere bei den Chirurgen, ist, dass nur ein übermäßig viel arbeitender Arzt auch ein guter Arzt sein kann, da nur dann eine wirkliche Perfektion erreicht wird. Ich denke, Qualität sticht immer Quantität, aber das muss schließlich jeder für sich entscheiden.

Jetzt werden einige von Ihnen zu recht sagen, dass in jedem Beruf gearbeitet wird und wir Ärzte auf hohem Niveau jammern. Aber Sie dürfen natürlich nicht vergessen, wer unser Arbeitsmaterial ist: Sie. Ich hatte bereits an früherer Stelle erwähnt, dass Patienten keine Autos oder Maschinen darstellen, an denen man versucht, Reparaturen vorzunehmen – wenn sie gelingen, ist es gut, und wenn nicht, wird die Maschine eben ausgemustert. Ich kann echt nicht für alle Ärzte sprechen und ich weiß, dass sich auch in unserer Zunft einige emotionsfreie Vollidioten an Patienten vergreifen, aber nach meiner Erfahrung sind das glücklicherweise absolute Ausnahmen. Die Kollegen, mit denen ich arbeiten durfte, zeichnen sich durch sehr umsichtiges Handeln am Patienten aus und sind sich der Verantwortung bewusst, die sie für und mit dem Kranken tragen. Sie zeichnen sich durch Mitgefühl und Empathie aus und versuchen, die oft wirklich schrecklichen Schicksalsschläge für den Patienten verständlich und akzeptierbar zu machen. Sie zeichnen sich durch Ruhe und Sachlichkeit aus, wenn der Patient oder der Angehörige aufgrund einer schlechten Diagnose ausrastet und beleidigend wird, bleiben professionell und stehen auch nach sehr unschönen Situationen wieder für den Patienten bereit.

Ein guter Arzt kann mit jedem Patienten schwingen, ihn da abholen, wo er abgeholt werden muss, und ihn so lange sichern, wie es der Kranke benötigt.

Bei Harry Potter gibt es die Dementoren. Ekelhafte charakterlose Wesen, die nichts Besseres zu tun haben, als ihre Münder auf die der Opfer zu pressen, um alles Glückliche und Warme und Hoffnungsvolle aus ihnen auszusaugen. An manchen Tagen fühle ich mich, als ob ich dauerhaft Dementoren ausgesetzt wäre. Mit einer tiefen Traurigkeit und Leere fahre ich dann nach Hause und möchte eigentlich nur noch abschalten und entspannen.

Dann ist da natürlich der Teufel auf der Schulter, der einem zu einem guten Glas Wein oder einer Flasche Bier rät. Gott sei Dank gibt es direkt Ärger von meinem extrem gut trainierten Engelchen, sodass ich erst mal eine Stunde joggen gehe, bevor ich mich den irdischen Gelüsten widme. Und oft genug bin ich dann schon ins Runner's High gelaufen und entsprechend geistig aufgeräumt.

Ohne Folgen bleibt diese Arbeitsbelastung natürlich nicht. Das Zusammenspiel aus hohem Patientenaufkommen, ständigem Zeit- und Leistungsdruck, viel Bürokratie und oft wenig Anerkennung seitens Patient, Chef oder Leitung hat in den vergangenen Jahren zu einer deutlichen Unzufriedenheit geführt. Viele junge Kollegen wandern in die skandinavischen Länder aus – und wer hierbleibt, hat ein deutlich erhöhtes Risiko für ein schickes, mondänes Burn-out.

Jetzt bekommen wir Ärzte immerhin ein zufriedenstellendes Schmerzensgeld, sodass zumindest mit gutem Wein angestoßen

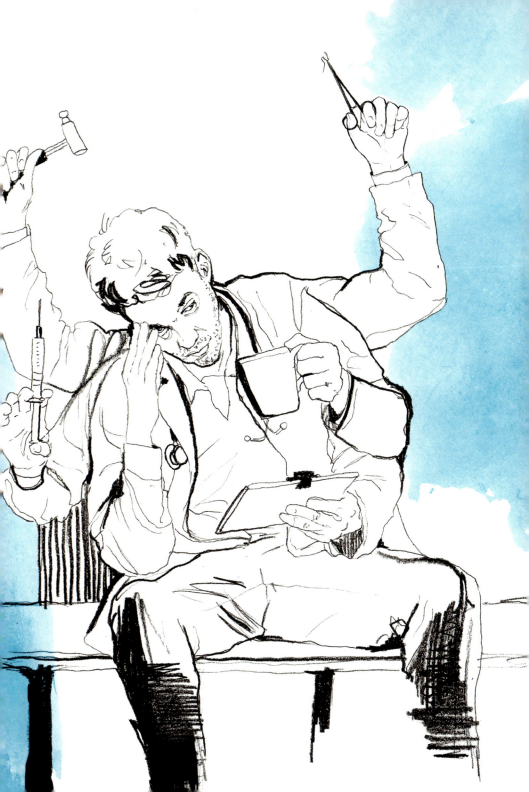

werden kann. Aber wissen Sie, wie es bei der netten Krankenschwester aussieht, die sich morgens, mittags, abends und nachts um Sie bemüht – angefangen bei den menschlichen Ausscheidungsprodukten über Körperpflege, Wundversorgung und Mobilisation bis zum Auffanglager Ihrer schlechten Launen etc.?

Seit 53 Jahren haben wir einen beständigen Pflegenotstand. In den Endsechzigern gab es massive Personalprobleme, sodass die Versorgung der Kranken nur durch das Anwerben philippinischer Krankenschwestern gewährleistet werden konnte. Die damaligen Gründe für die Unzufriedenheit sind deckungsgleich mit den heutigen.

Es geht um mangelnde Wertschätzung, Dauerstress, Frust und zu wenig Geld für zu viel Arbeit. Laut der Pflegestudie „RN4 Cast" von 2011 kümmerte sich eine Schwester oder ein Pfleger im Schnitt um etwa zehn bis elf Patienten, in Schweden ist das Verhältnis deutlich günstiger, nämlich 1:4. Somit lag Deutschland im Stellenschlüssel gesehen auf dem letzten Platz in Europa. Dazu fallen unendlich viele Überstunden an – und das Ganze für gerade mal 1.100 Euro netto im Monat. Dafür – ich drücke es mal drastisch aus – dürfen die Schwestern täglich Scheiße wischen, sich den Rücken an viel zu dicken Menschen verheben, sich fürs schlechte Essen anpöbeln lassen und nebenbei noch Newcomer-Ärzte davor bewahren, auf Station Unsinn anzurichten.

Das führte beim Pflegepersonal zu einer drastischen Zunahme psychischer und psychosomatischer Erkrankungen. Burn-out-gefährdet

> „Ich bin mal gespannt,
> ob mir in 40 bis 50 Jahren noch
> ein Mensch zur Seite steht
> oder ein empathie-
> freier Roboter.“

sind 30 Prozent der Pflegekräfte. Als Vergleich: In den Niederlanden sind es nur zehn Prozent. Auch von einer langfristigen Arbeitsperspektive kann nicht mehr die Rede sein. 7,5 Jahre halten die meisten Pflegenden im Beruf aus. Danach ist erst mal Schicht im Schacht. Bis zum Alter von 67 Jahren in der Pflege zu arbeiten, ist absolut illusorisch und nicht umsetzbar. Dummerweise kommen aber immer weniger Jüngere nach, sodass viele Stellen unbesetzt bleiben. Und damit laufen wir in ein echtes Problem, da wir alle viel älter und damit auch pflegeanfälliger werden. Ich bin mal gespannt, ob mir in 40 bis 50 Jahren noch ein Mensch zur Seite steht oder ein empathiefreier Roboter. Vielleicht wird man irgendwann kein Anrecht mehr auf eine Krankenschwester haben, sondern bleibt auf sich allein gestellt. Der Pflegeberuf muss deshalb wieder attraktiv gemacht werden, die Schwestern und Pfleger müssen die Anerkennung bekommen, die sie verdienen – und zwar sowohl in finanzieller als auch in sozialer und politischer Form.

Sie sehen: Im Pflege- und Medizinsektor ist absolutes Umdenken angesagt – vor allem von der Politik. Sonst sollten Sie schauen, dass Sie Bettlägerigkeit und Ableben gut koordinieren. Also so vom Pflegeaspekt her …

Das Wort zur Entlassung

Endlich. Sie haben es geschafft. Sie gehören trotz aller Widrigkeiten zu den Überlebenden des Krankenhausaufenthaltes. Sie haben das Chaos in der Ambulanz mit Humor und Gelassenheit ertragen, im 4-Bett-Zimmer Freundschaften fürs Leben geschlossen, obwohl Sie Anrecht auf ein Einzelzimmer hätten, die richtigen Untersuchungen erhalten und die Killerkeime wurden zum Glück nur beim Bettnachbarn nachgewiesen. Selbst die chefärztliche Visite hat Ihre Genesung nicht verhindern können und Dank des „schlechten" Essens haben Sie seit Langem wieder Blickkontakt zu Ihren Zehen. Endlich wissen Sie wieder, was Schmerzfreiheit bedeutet, da der Schmerzmediziner ganze Arbeit geleistet hat. Sie scheinen auch durch die Narkose nicht allzu viel an Gehirnsubstanz verloren zu haben, da Sie nach wie vor aufrecht gehen und auch rechtzeitig die Toilette aufsuchen. Trotz diverser Missverständnisse gab es bei Ihnen am Ende keine Gewalteskalation gegenüber Ihrem behandelnden Arzt und – unfassbar, aber wahr – Sie wissen am Tag der Entlassung sogar, warum Sie eigentlich im Krankenhaus waren und was genau mit Ihnen gemacht wurde. Und das Allerbeste: Ihnen geht's deutlich besser als am Einweisungstag. Sie sind wieder gesund!

Jeden Tag erfahren das Tausende von Patienten, die erfolgreich aus einem Krankenhaus entlassen werden. Leider können sie nicht immer alle vollständig geheilt werden. Aber sie können recht sicher sein, dass immer nach der besten Lösung im Rahmen der bestehenden Möglichkeiten gesucht wurde. Nur die wenigsten Menschen sind freiwillig im Krankenhaus und genießen das dortige Ambiente. Die medizinische oder soziale Indikation zwingt sie dorthin und wir Ärzte, Pfleger und Krankenschwestern, Sozialarbeiter, Fahrdienste, Pförtner, grüne Damen, Seelsorger, Köche und Reinigungsfrauen bemühen uns nach allen Kräften, ihnen den Aufenthalt so angenehm wie möglich zu gestalten und sie wieder gesund oder zumindest gesünder in die Freiheit zu entlassen.

Ich kann Ihnen versichern, dass die meisten Mitarbeiter in einem Krankenhaus Idealisten sind, die harte Arbeit, Tausende von Überstunden, nörgelnde Patienten und schlechte Bezahlung in Kauf nehmen, um für Sie da zu sein und mit Begeisterung ihrer Tätigkeit nachzugehen. Sie als Patient können mit Gelassenheit und der Bereitschaft zur Kooperation den Alltag des Krankenhauspersonals enorm erleichtern, was wiederum Ihnen als Patient zugutekommt.

Ich hoffe, ich konnte mit diesem Buch einen kleinen Beitrag zu mehr gegenseitigem Verständnis und Nachsicht leisten!

Ihnen allen, liebe Patientinnen und Patienten, wünsche ich baldige Genesung und Ihnen, meine lieben Kolleginnen und Kollegen, noch viel Geduld bis zu dem Tag, an dem Ihre Leistungen endlich die Anerkennung finden, die sie verdient haben.

IMPRESSUM

Originalausgabe
Becker Joest Volk Verlag GmbH & Co. KG
Bahnhofsallee 5, 40721 Hilden, Deutschland
© 2018 – alle Rechte vorbehalten
2. Auflage Januar 2019

ISBN 978-3-95453-150-9

Autor: Dr. med. Heinz-Wilhelm Esser
Illustrationen: Patrick Rosche
Ideen für Illustrationen: Dipl.-Des. Justyna
Schwertner, Philine Anastasopoulos
Covergestaltung: Dipl.-Des. Justyna Schwertner
Porträts: Dipl.-Des. Justyna Schwertner
Typografische Konzeption, Layout und Satz:
Dipl.-Des. Anne Krause
Projektleitung: Johanna Hänichen
Redaktion: Philine Anastasopoulos
Schlussredaktion, Lektorat: Doreen Köstler
Druck: optimal media GmbH

© WDR, Köln
Lizenziert durch die WDR mediagroup GmbH

**BECKER
JOEST
VOLK
VERLAG**
www.bjvv.de